[エビデンスからわかる]

患者と家族に届く緩和ケア

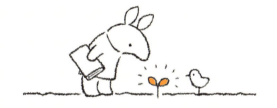

森田 達也
聖隷三方原病院 副院長 緩和支持治療科

白土 明美
宮崎市郡医師会病院 緩和ケア科 部長

医学書院

エビデンスからわかる 患者と家族に届く緩和ケア

発　　行	2016年 3 月 1 日　第 1 版第 1 刷Ⓒ
	2023年 7 月 1 日　第 1 版第 9 刷

著　者　森田達也・白土明美
　　　　もりた たつや　しらど あけみ

発行者　株式会社　医学書院
　　　　代表取締役　金原　俊
　　　　〒113-8719　東京都文京区本郷 1-28-23
　　　　電話　03-3817-5600（社内案内）

印刷・製本　アイワード

本書の複製権・翻訳権・上映権・譲渡権・貸与権・公衆送信権（送信可能化権を含む）は株式会社医学書院が保有します．

ISBN978-4-260-02475-4

本書を無断で複製する行為（複写，スキャン，デジタルデータ化など）は，「私的使用のための複製」など著作権法上の限られた例外を除き禁じられています．大学，病院，診療所，企業などにおいて，業務上使用する目的（診療，研究活動を含む）で上記の行為を行うことは，その使用範囲が内部的であっても，私的使用には該当せず，違法です．また私的使用に該当する場合であっても，代行業者等の第三者に依頼して上記の行為を行うことは違法となります．

|JCOPY| 〈出版者著作権管理機構　委託出版物〉
本書の無断複製は著作権法上での例外を除き禁じられています．
複製される場合は，そのつど事前に，出版者著作権管理機構（電話 03-5244-5088，FAX 03-5244-5089，info@jcopy.or.jp）の許諾を得てください．

はじめに

　筆者は看護師に育てられた緩和ケア医だと思う。研修医であった僕に，当時のベテラン看護師さんたちは，「看護」でいかに患者さんに笑顔がやってくるかを次々と見せてくれた。自分が「ベテランの緩和ケア医」になっても，一緒に組む看護師は次々と「医師にはどうしたらいいかわからない」ハードルを乗り越えていくところを目の当たりに見せてくれた。

　その1つひとつは，「エビデンス」とは呼ばないものなのかもしれないが，確かに，まごころ「だけ」ではない，技術や工夫がそこにあった（もちろん，まごころと「人に対する敬意」は尋常ではない）。本書では，筆者がこれまでに経験したいろいろな看護の工夫を紹介している。その中には近年の実証研究で「エビデンス」として示されたものも少なくない。

　嘔吐が続くけれど経鼻胃管を「入れようとしてみない」患者は，本当は手術の時に使った胃管のイメージで「絶対にイヤ」と言っていた。でも緩和ケアで使用する経管栄養用のやわらかいチューブと手術の時の胃管の両方を看護師が持っていって，実際に触って比べてもらったら，「これなら」と，ぱあっと顔が明るくなった。

　呼吸困難のある患者には，「部屋の空気を循環させること」と「室温を下げること」を教えてくれた。「先生，ちょっと呼吸数多くしてみて」と筆者に患者体験をさせ，「呼吸の多い患者さんは普段から競歩をしているようなものよ，ほら，風が当たると気持ちいいでしょう」と教えてくれた。

　せん妄の患者にはハロペリドールかフルニトラゼパムを点滴するといったたぐいのことしか思いつかない「医師頭」に対して，患者のつじつまの合わない言葉に付き合っていくことで患者が落ち着きを取り戻していったり，不穏になっていたのは実は便塊が肛門に充満していたのが原因だったことを見破って教えてくれたりした。

　本書の内容は，筆者に看護ケアの威力を教えてくれた，これまでの同僚看護師の実践の蓄積でもある。

はじめに

　筆者に「期待されている」エビデンスについては，緩和ケアで悩む「どうしたらいいかわからない」場面を想定して，その時の指針となるようなエビデンスを優先して解説した．主な読者を直接患者のケアにあたる看護師と想定したため，薬物療法のエビデンスについてもなるべく看護師が知っているとよい，看護師にとってはこういう意味がある，というものを選択した（つもりである）．

　数字が苦手な人でもいくらか気楽に読めるように，図表はシンプルに，要点だけを目で追えばわかるようにした（つもりである）．最初は「お風呂につかりながらでも読めるように」を目標としたのだが，できあがりは果たしてどうか…．お風呂につかって読むにしてはややのぼせそうな内容になっているところもあるかもしれない．それでも，「エビデンスがやってきた！」とそれほど緊張せずに「お友達から」付き合ってみる気になってもらえればありがたい．

　エビデンスというとナラティブの反対ととらえられがちだが，エビデンスをしっかりと知れば知るほど，そのようなことはないことに気付くはずである．僕たちが日々行っていることは，患者・家族に確かに役立つことであれば，エビデンスは確かにその通りのことを示して，僕たちの背中を押して「それでいいんだよ」と言ってくれる．エビデンスは平均値なので，個々の患者に当てはまるとは限らない．平均して☆5つの（美味しい）店でも自分の口に合わないことがあるのと同じである．それでも，「平均してこう」ということは，それにとらわれすぎなければ，日々のケアに方向性を見出してくれるだろう．

　本書が，日々患者さんを大きく，強く，時にはへなへなになりながらも，それでも支え続けている全国の看護師の皆さんに何かお役に立つことを祈ります（看護師だけでなく，緩和ケアに従事する者なら，医師や薬剤師にもそこかしこが役立つと思いますが）．ところどころ「看護学の王道」から見るとちょっとこれは違うよねえ，というとこ

ろを見つけても，どうぞ筆者を導いてくれた看護師さんたちのように，さりげなく優しく指摘するくらいにとどめて，目くじら立てて怒らないようにお願いします。

　本書の発刊にあたっては，編集部の品田暁子さんに強く感謝したい（これはよくある定例文でなく，こころより）。自分の書く本は「ありきたりでない内容のもの」にしたいと思っていますが，執筆業を生業(なりわい)としているのでない限りは，自分の考えを書き連ねて1冊を作り上げることはなかなかできません。本書は，筆者が大事にしていることを中心に，品田さんが大きく力を貸してくれてまとめることができたものです。彼女なくして本書の発刊はありませんでした。あらためて感謝します。

聖隷三方原病院 緩和支持治療科
森田達也

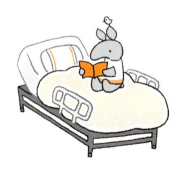

CONTENTS

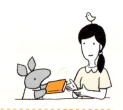

第1章 症状コントロールの考え方 1

1 オピオイドの使い方 2
- オピオイドへの抵抗感は患者の過去のリアルな経験によるものが少なくない 2
  - **ルール** オピオイド導入の説明の仕方の工夫 4
- オピオイドの使い分けには，いくつかのパターンがある 6
- 定期オピオイドだけでは突出痛はおさえられない（＝無痛にはならない） 8
- 適切なレスキューの投与量は1日量の1/6とは限らない 10
  - **コツ** レスキューは「使っても大丈夫」が伝わる指導を 11
  - **コツ** 突出痛にはどの薬を使うかよりも，「すぐ使えること」が必須 13
  - **コツ** 突出痛には刺激を避けるのが原則 15
  - **コツ** フェンタニル口腔粘膜吸収剤の注意点と正しい使い方 17
  - **コツ** オピオイドの副作用対策の工夫いろいろ 19

2 アセトアミノフェンの使い方 22
- 中用量のオピオイド投与中なら，アセトアミノフェンを足すと鎮痛効果が高まる 22
- 高用量のオピオイド投与中には，アセトアミノフェンを足しても鎮痛効果が得られない 23
  - **コツ** アセトアミノフェンを効果的に使うコツ 25

3 鎮痛補助薬でわかっていること 27
- リリカ®はオピオイドによる鎮痛を「中程度（ある程度）」強める 27
- ケタラール®は，比較試験では実は「効果なし」!? 29
  - **ルール** 鎮痛補助薬の使い方―現時点での妥当な考え 31

4 呼吸困難への対処　33

- モルヒネが有効な場合，ごく少量で効く—「増やしすぎ」に注意　33
- モルヒネの効果は，実はそんなに大きくない　35
- 「モルヒネで酸素飽和度は下がらない」という
エビデンスの本当の意味　37
  - **ルール** 呼吸困難に対してモルヒネが効く病態と危ない病態　39
- 「冷たい風を顔に当てること」が呼吸困難を和らげる　40
  - **コツ** モルヒネだけに頼らない！息苦しさへのケア　42

5 嘔気と消化管閉塞への対処　45

- 制吐治療には2つの大きな方針がある　45
  - **コツ** 制吐剤の使い方の要点いろいろ　47
- サンドスタチン®は効かないかもしれない！？　51
  - **コツ** 患者に負担をかけないサンドスタチン®の具体的な投与方法　54
- ステロイドは消化管閉塞の開通に少し有効である　56
  - **コツ** 患者にやさしい胃管の説明の仕方，使い方　58

6 倦怠感を軽減する方策　61

- リタリン®は倦怠感を改善しない　61
- 看護師による患者への電話モニタリングは，倦怠感を緩和する　63
- ステロイドは倦怠感を確実に改善する　65
  - **コツ** 患者が「実感できる」倦怠感に対するステロイドの使い方　67
  - **コツ** 眠気（倦怠感）を生じる薬剤を減らす方法　69

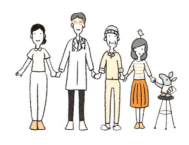

CONTENTS

第2章 精神的サポート，家族へのサポート　71

1 QOLって本当は何のこと？　72
- 医療者からみた「いいQOL」と患者の「いいQOL」は違う　72
- 日本人にとってのgood death（グッドデス）　74
  - ルール　日本人のgood death　① 他人に弱った姿を見せたくない　76
  - ルール　日本人のgood death　② 心残りがない　77
  - ルール　日本人のgood death　③ 病気や死を意識しないで過ごせる　78
  - ルール　日本人のgood death　④ できる限りの治療を受けられる　79
  - ルール　日本人のgood death　⑤ 伝えたいことが伝えられる　80
  - コツ　QOLの個別性を考えるキーワード　81

2 希望を支える　83
- 患者は「平均値」ではなく「私個人」のことを知りたい　83
- 「希望」とは何か―現実とかけ離れていても希望をもつことに意味がある　85
- 「希望をもちながら心の準備をする」ための具体的な方策　88
  - ルール　希望を支えるための考えの筋道　90

3 患者の「負担感」と「迷惑」　92
- 日常生活を支えるケアのなかに，患者の負担感を和らげるものがある―家族が教えてくれること　92
- 「してもらっている」感を減らし，「してあげている」感を増やす　95

4 スピリチュアルケア　96
- 日本人にとってのスピリチュアルケアを語ることが難しい理由　96
- 日本人は宗教的ケアを好まない？　97
- 短期回想法はスピリチュアルケアとして有用である　99
- dignity therapyは，欧米人にはスピリチュアルケアとして有用だった　101
- dignity therapyは日本でも使えるか？　103
- 患者が最終的に望むのはシンプルなこと―「よく聞いてくれる」「わかってくれる」　105
  - コツ　日常臨床に取り入れられる日本人に合った「スピリチュアルケア」　107

第3章 死亡直前期の緩和ケア 109

1 死亡直前期であることを示す兆候とよい看取り 110
- がん患者のADLは，亡くなる1〜2か月前に急激に低下する 110
- 患者の週単位，月単位での予後を予測するスケール：PPI 113
- 「そろそろである」ことを示す7つのカテゴリ 116
- 死が差し迫っていることを示す身体兆候 118
- 死が差し迫っている兆候は全員に生じるとは限らないから，「今日は大丈夫か」を判断するのは難しい 122
- 死亡前日でもバイタルサインの変化はない 124
- 「看取りのパンフレット」は家族の助けになる 127
- 家族の看取りのつらさや満足度を左右する医療者の態度とは？ 130
  - **コツ** 死亡前後の説明の仕方―いいと思った流儀 132

2 せん妄の時の家族へのケア 134
- 終末期せん妄は「疾患」なのか，自然経過なのか 134
- 終末期せん妄は，原因によっては回復することがある 136
  - **コツ** 死亡直前期でも，せん妄の悪化を防ぐためにできること 138
- せん妄の「何がつらいか」は，患者と家族で異なる 140
- 家族の体験が教えてくれる終末期せん妄のケア 143
- 看護師が「心配な時にそばにいてくれること」は確かに家族の助けになる 146
  - **ルール** 終末期せん妄の患者，家族へのケアの実践例あれこれ 148
- お迎え現象―「科学モデルを超えたもの」の存在を知る 150

3 患者が食べられない時のケア 153
- 輸液は患者の苦痛を増すことがある 153
- 死亡直前期の輸液は自覚症状を改善しない 155
- 終末期の輸液の「意味」を感じる患者や家族もいる 157
- 家族の「点滴してほしい」は，「何もしてあげられない気持ち」や自責感の裏返し 159
  - **コツ** 末梢点滴が行えなくてもできる皮下輸液 161

CONTENTS

4 鎮静の時のケア　162
- 鎮静と安楽死の違い―基本的な考え　162
- 鎮静は生命予後を短くしない　165
- 鎮静は苦痛をほぼ確実に緩和し，死亡に至る合併症はまれである　167
- 鎮静を受けた患者の家族がつらいのは「話ができなくなること」　169
  - ルール　鎮静の時のワンポイントケア　171

5 終末期の意思決定とアドバンスケアプランニング　172
- 終末期の話し合いは患者の QOL に強く影響する　172
- 病院死や ICU での死亡の場合，遺族の苦痛は強くなる　175
- 患者の死亡場所で最も QOL が高いのは自宅である　177
  - コツ　終末期の意思決定に使えるキーフレーズ　179

- おわりに　181
- 索引　183

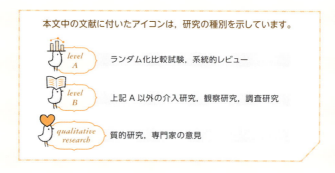

本文中の文献に付いたアイコンは，研究の種別を示しています。

- *level A*　ランダム化比較試験，系統的レビュー
- *level B*　上記 A 以外の介入研究，観察研究，調査研究
- *qualitative research*　質的研究，専門家の意見

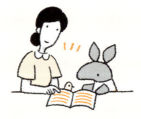

イラスト　　　ふるやまなつみ
本文デザイン　hotz design inc.

第1章
症状コントロールの考え方

1. オピオイドの使い方
2. アセトアミノフェンの使い方
3. 鎮痛補助薬でわかっていること
4. 呼吸困難への対処
5. 嘔気と消化管閉塞への対処
6. 倦怠感を軽減する方策

痛い，苦しい，気持ちが悪いなどのつらい症状を薬や薬以外の方法で和らげるのが緩和ケアの基本です。

緩和ケアの薬物療法は，患者の「薬」への抵抗感，薬の効果と眠気とのバランスなど，きめ細かな調整をしながら進めます。患者への説明や言葉かけ，薬物療法以外の工夫など，看護師の役割が大きなものとなります。

1 オピオイドの使い方

オピオイドへの抵抗感は患者の過去の
リアルな経験によるものが少なくない

「麻薬は使いたくない」とオピオイド(モルヒネ)を使うことに抵抗のある患者に一方的な説明をしても,まず納得してはもらえません。「何かそう思われる経験がありましたか」と過去の経験を聞いてみることで,うなずける理由が見つかりそうです。がん患者を対象にオピオイドを拒む理由について調査した質的研究をみてみましょう。

対象 今,オピオイドを勧められ,拒否しているがん患者18名

方法 質的研究。オピオイドについての認識を尋ねました。

結果 オピオイドを拒む主な理由として,患者から主に挙げられたのは,「麻薬中毒になるという誤解」ではなく,「近親者が亡くなった時の体験」や「楽に生きるためだけの手段と聞こえる」でした。

▼オピオイド(モルヒネ)を拒む理由

近親者が亡くなった時のリアルな経験

モルヒネを使うと「命が縮まる」「幻覚が見える」という説明を(その時は家族として)説明を受けた。

> 逆にいえば,家族に「厳しめ」に説明していると,将来の患者の抵抗感を「つくっている」ともいえます

よりよく生きる手段ではなく,「楽に生きるためだけ」の手段と感じる

「モルヒネを使うと楽になりますよ,穏やかに過ごせますよ」と言われると,「自分は楽に過ごしたいわけじゃなく,家事や仕事がしたいのに…」と思う (not for the living, but for comfort for the dying)。

Reid CM, Gooberman-Hill R, Hanks GW. Ann Oncol 2008;19:44-8.

まとめ

　患者から「モルヒネは使いたくありません」と言われたら，反射的に「大丈夫ですよ，中毒になりませんよ，飲んだら楽になりますよ」と返事するのではなく，「どうしてこの人は嫌なのかな？　過去に何か本当によくない経験があったのかな」と考え，飲みたくない理由をきちんと聞くことがケアのきっかけになります。

　「本当に麻薬中毒（ヒロポン中毒）だった」，「親がモルヒネを使った後すぐに（そのせいでないにしても，直後に）亡くなってしまった」といった経験を語る患者は，少なくありません。実際に，その患者が何を経験して，どう思っているのかに耳を傾けることがケアの糸口になります。

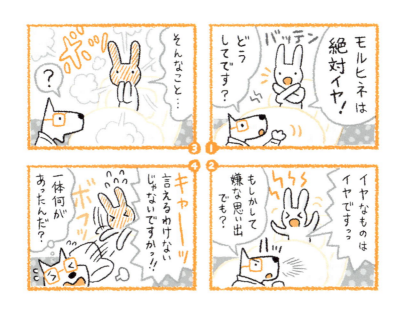

オピオイド導入の説明の仕方の工夫

オピオイドの使用を拒否する患者の誤解を解くには「一方的な説明」ではなく，患者の過去の体験を確かめて，経験に合った説明をします。

> オピオイドへの不安感や，近親者が
> 亡くなった時などの経験があるかを聞く

何かそう思われるきっかけがあると思うのですが，よかったら教えて下さいませんか？

- 過去の経験「麻薬のせいで家族がおかしなことを言うようになった」など，終末期のせん妄の原因がオピオイドであると誤解している患者は少なくありません。実際は，せん妄はオピオイド以外の原因（肝不全や低酸素など）で生じることが多いのです。例えば，肝転移が大きくなって，それに伴って痛みと黄疸が同時に進んでおり，オピオイドを始める前後と同じタイミングで肝性脳症になった場合，「麻薬のせいでせん妄になった」と考えがちです。医師や看護師も同様に，「麻薬のせい」と十把一絡げにしがち。でも，普通はせん妄の原因として，何らかの臓器の障害があります。

- 一般の人は同じオピオイドである徐放性オピオイド（オキシコンチン®，MSツワイスロン®など）を内服していても，オピオイドの「注射」になると「強くなった」と思う傾向があります。医学的には全く一緒なので，「注射だから強くなったわけではない」という説明も大事です。「外来で飲んでいた時，普通でしたよね，あれと同じです」という一声を。特に注射薬だと，シリンジに（注射のラベルそのもので）「劇薬」「麻薬」などと書いてあることが多く，インパクトが大きいようです。

{ 「楽になるから」ではなく，
「○○ができるようになる」と説明する }

「患者が今できなくて困っていること」を取り上げるとよいでしょう。

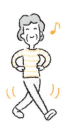

台所に立てる時間が30分から1時間に延びますよ

夜ぐっすり眠れれば，朝からもっと活動できるようになりますよ

{ 自信をもって使えるように説明する }

「なるべく使わないほうがいいですよ」は禁句です。かといって，「1日何回でもいいですよ」もやや胡散臭い…。普通の人は1日に3回も4回も薬を内服しても大丈夫とは考えないので，「1日1回まで」と自分で制限していることがあります。

1日（医師の指示通り）6回くらいなら何の問題もないです

●●○○○○○ ok!
●●●○○○○ ok!
●●●●●○○ まだok!

このような具体的に数字を示した説明の仕方が，オピオイド内服のハードルを下げやすいようです。

また，1回始めたらずっと飲まないといけないのではなく，「もし合わなければやめられますよ」と伝えることでもハードルは下がります。

{ 誤解を解く }

- 寿命は縮まらないとはっきり伝えます。

- 麻薬中毒にはなりません。がん疼痛の場合，中毒になるのは550人に1人という研究があります[1]（でも最近は「麻薬中毒が心配」という人が少なくなった気がします）。

1) Schug SA, Zech D, Grond S, et al. J Pain Symptom Manage 1992;7:259-66.

オピオイドの使い分けには、いくつかのパターンがある

臨床でオピオイドはどのように使われているのでしょうか。日本の医療現場で行われている治療パターンを見てみましょう。

ごくごく一般的なパターン

- オキノーム®を疼痛時に出しておくか、あるいは最初からオキシコドン徐放剤（疼痛時：オキノーム®）を出します。痛みが増したら増量して対応します。

- 内服できなくなった時は、モルヒネ注射かオキシコドン注射の使い慣れている方に変更します。

> 年配の先生はモルヒネの方が使い慣れているので、オキシコドン注ではなくモルヒネに切り替える医師もいます（薬としてはおおむね一緒です）

- 内服できなくなり在宅など注射薬が使いにくい環境ならば、フェンタニル貼付剤に変更します。貼付剤にした後の疼痛時は、内服がかろうじてできれば内服で、できなければアンペック®坐薬で対応します。

肺がん・古典的パターン

- 最初からモルヒネを処方します。咳や呼吸困難が前面に出る（便秘にあまり困る原疾患ではない）肺がんの場合や、モルヒネの使用に慣れたベテランの医師に多い処方パターンです。

- 一旦導入すると、その後の増量はスムーズで、内服できなくなっても同じモルヒネ注射薬に切り替えるのが容易です。

> 導入時に「え? モルヒネ?」という患者や家族の気持ちのハードルが高いことがあります

消化器パターン

- 消化器系の腫瘍を多く扱っている医師に多いパターン。内服ができなくなることを考えて，初回からフェンタニル貼付剤(疼痛時：アンペック®坐薬)で導入します。フェントス®テープ 1 mg はモルヒネ内服 30 mg に相当するので，高齢者など少量で開始することが必要な時はフェントス®テープ 0.5 mg で開始します。

> フェンタニル貼付剤の保険適用として，「内服オピオイドからの切り替え」に加えて，「初回投与(0.5 mg)」が追加されました

- 痛みが増したらそのまま増量。効果が乏しくなってきたり，呼吸困難を合併したらモルヒネを追加します。ここのところでオピオイドが 2 種類になるのでわりと難しく，煩雑になります。

間にはさむパターン

- 患者や家族の気持ちを考えて，麻薬でない鎮痛薬を「間にはさむ」パターン。トラマドールがよく使用されます。トラマドールはコデインと似た物質です。麻薬扱いになっていないトラマール®や，がん以外の痛みにもよく使われるトラムセット®が導入として用いられます。

- トラマドールは弱オピオイドなので，投与量上限で効果がなくなったら他のパターンに切り替えます。

> 「つなぎ」という感覚で，麻薬でない鎮痛薬を使うパターンです

まとめ

現在あるエビデンスや経験から考えて，上記のパターンはいずれも妥当であり，決定的な優劣はありません。逆に，そこそこ妥当だから臨床で広く使われているといえます。

身近な医師は，それぞれの「パターン」をもっていると思います。オピオイドにはそう複雑な組み合わせはないので，いくつかのパターンに慣れると理解しやすいと思います。

定期オピオイドだけでは突出痛はおさえられない（＝無痛にはならない）

突出痛は，定期的にオピオイドを使用する患者でも相当数（6割程度）にあることがわかっています。定期的なオピオイドの増量（ベースアップ）をしても，（眠くなっちゃうだけで）痛みが皆無にはなりません。「1日に何回か，痛み止めを追加（レスキュー）で飲む」のは普通です。

突出痛とは何か

突出痛とは「普段の痛みを超えて生じる疼痛の一次的悪化」と定義されていますが，最近の傾向は，より狭く「ベースラインの痛みがコントロールされているのに生じる痛み」と定義されます。

> 一番わかりやすいのは骨転移の体動時痛です。安静にしていれば（横になっていれば）オピオイドの全身投与で痛みがありませんが，身体を動かすという刺激によって痛みが生じます

ほとんどの患者に突出痛がある

定期的にオピオイドを使用する患者の約60％に突出痛があります（定期的にオピオイドを飲むだけではなくならないのがポイントです）。

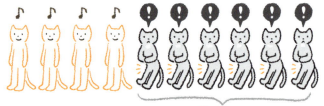

 level A　Deandrea S, Corli O, Consonni D, et al. J Pain Symptom Manage 2014;47:57-76.

眠気と痛みのバランス

突出痛にオピオイドのベースアップを行うと眠気が生じやすくなりますが,「眠気がないこと」も「痛みがないこと」と同じように患者には大事です。

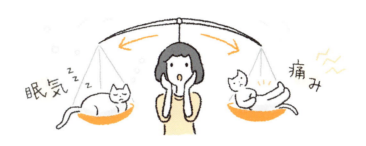

Steinhauser KE, Christakis NA, Clipp EC, et al. JAMA 2000;284:2476-82.
Miyashita M, Sanjo M, Morita T, et al. Ann Oncol.2007;18:1090-7.

まとめ

　突出痛に対処するためにはレスキューをうまく使うこと,刺激を避ける工夫が重要です。「レスキューをまだ使っているから」という理由だけでベースアップしていると,眠気が増してかえって患者のQOLを低下させてしまいます。終末期ではよい面もありますが,まだ生活が自立している方は,痛みだけ取れても眠気が強いのをかえって不快に思われる方も少なからずいます。「痛い＝ベースアップ」ではなく,持続痛がコントロールされていないのか,突出痛なのかを評価することが必要です。

適切なレスキューの投与量は1日量の1/6とは限らない

レスキューの投与量は「内服は1日量の1/6，注射は1時間量早送り」とされるのが一般的ですが，実はこれには明確な根拠はありません。

定期オピオイドと有効なレスキューの投与量を調べた研究では，「定期の量が多くても少量のレスキューで効果がある人もいれば，定期の量は少ないがレスキューの量は多い人もいる」という結果が示されました。

結果 突出痛のあるがん患者134名

対象 ランダム化比較試験の二次解析

方法 有効なレスキュー量と定期のオピオイド投与量に完全な相関関係は示されませんでした。

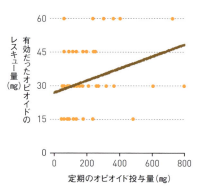

患者が突出痛に「効果があった」とするレスキュー量の分布を示しています。少量の定期オピオイドでも大量のレスキューが必要な患者もいることがわかります

▲有効だったレスキュー量と定期のオピオイド投与量の関係

Coluzzi PH, Schwartzberg L, Conroy JD, et al. Pain 2001; 91:123-30.

まとめ

レスキュー量は患者に応じて調整が必要です。具体的には，まず1日の1/6量を投与し，効果不十分なら2回分使用，眠気が強ければ減量などの工夫をします。実際に効く「投与量」を早く見つけるようにします。

1 オピオイドの使い方

臨床にいかすコツ

レスキューは「使っても大丈夫」が伝わる指導を

レスキューの投与間隔や最大使用回数は,「これくらい使っても大丈夫」というメッセージが伝わるような服薬指導をします。

投与量

1日の合計オピオイド量の1/6（10〜25％）を初回の開始量とし,増量・調節します。

例 オキシコドン徐放剤 120 mg なら 120 mg ÷ 6 で,1回あたりオキノーム® 20 mg です（一応の目安。これより少なくても効く人もいるし,多くないと効かない人もいる）。眠気がないなら増量可能,眠気があればそれ以上は増量しない。眠気が目安。

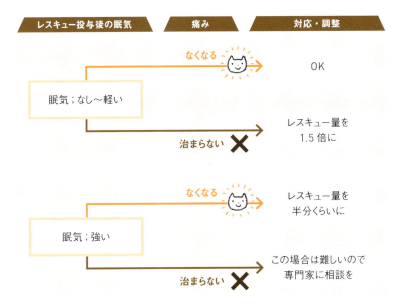

▲眠気を目安にしたレスキューの対応と調整

投与間隔・回数

投与間隔は，薬の作用時間ではなく，最高血中濃度到達時間 (Tmax) が重要です。経口オピオイド (オキノーム®，オプソ® など) の Tmax は 0.5〜2 時間程度。この周辺で効果がなければ薬が足りないということです。1 時間後に追加しないと鎮痛域に入りません。時々「4 時間あける」のような考え方をみますが，4 時間後には血中濃度は下がってしまっています。

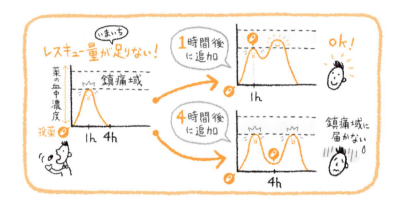

投与回数は，最大投与しても 1 日の合計オピオイド量の 50〜100% になるように調整します。6 回使用しても 1 日の投与量が入る程度になるので，大抵の患者には安全です (1/6 × 6 = 100%)。

例　1 時間あけて，1 日 3〜6 回まで

投与回数の考え方

「何回使ってもよい」と言われると，患者は「何回かわからない，1 日に 1 回か 2 回しか使えない」と考える場合が臨床ではわりとあります。

逆に「1 日 6 回まで使用してよい」と言われると，「6 回"も"使っていいなら 3 回は大丈夫だね」という気持ちになる患者が多いようです。筆者は「1 日投与回数で 6 回 (少し減らしておきたい時は 4 回)」のように回数を明示することを勧めています。

そうするとたまに，1 日 8 回で出しておくと，6 回使ったところで「あと 2 回だから我慢していた」という患者に出会うこともありますが… (なかなか人間は奥深いです)。

突出痛にはどの薬を使うかよりも,「すぐ使えること」が必須

レスキューを使用してもよくならない場合,タイミングを見直します。レスキューは「早めに」「必要な時すぐ」使えることがポイントです。

使用しているタイミングの確認

いつレスキューを使っているかを確認します。

「我慢してから」「痛くなってから」ならば,レスキューは効き始めるまでに30分〜1時間かかるため,「早めに」「あらかじめ」使うように指導します。ここが一番大事です(結局,患者が「早めに飲めば自分でコントロールできる!」と思えないと,何もできないので)。

タイミングを逃さないための指導

痛みが起き始めてから,痛みが治まるまでの時間をイメージしてみましょう。患者にとって❶〜❸のうち,どの時間が一番長いと思いますか?

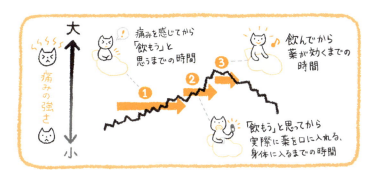

❶ 痛みを感じてから「飲もう」と思うまでの時間

急に痛くなる人もいますが,あらかじめ痛くなることがわかる人もいます(お風呂に入る前など)。ベース(定期的なオピオイド量)が足りない時は,決まった時間にじわじわと痛くなります。

➡「痛み始めで使用する」「痛くなりそうなタイミングであらかじめ飲む」などのコーチングを行います。

❷「飲もう」と思ってから実際に薬を口に入れる，
身体に入るまでの時間

　ここが盲点です。自宅では手元に薬を置いて自由に飲んでいた人が入院すると，（麻薬の自己管理をしていない病院では）自由に飲めなくなってしまいます。ナースコールを押して，待って，「痛いです」と言って，看護師が病棟に戻って，ダブルチェックして，金庫を開けて，持っていって…やっとこやっとこ薬が届きます。実際に突出痛の時に，この時間がどれだけかかるか試してみて下さい。きっと「びっくり！」しますよ。

➡自宅であれば枕元などすぐ手の届くところに薬剤を置きます。病院ならば内服を処方しておき，患者の手元に置いて自己管理とします。1 日 3 回分の麻薬を渡しておくなどでも十分です。この方法はぜひ全国の病院で導入したいところです。

　自宅でも病院でもシリンジポンプや PCA ＊ を使用して早送りもできます。

＊ PCA（patient controlled analgesia）：モルヒネなどの鎮痛薬を PCA ポンプによって点滴投与する。患者は自分の判断で痛い時にボタンを押すことで必要な量を投与でき，自分で痛みをコントロールすることができる。

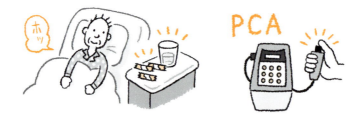

❸飲んでから薬が効くまでの時間

　薬の開発は，この部分を一生懸命研究して，少しでも早く効く，早く溶ける薬を目指しています。しかし上記の❶と❷が解決しないと，この時間をいかせません。薬の開発を一生懸命にしても，効果が出るのが 30 分かかっていたのが 10 分になったというだけのことなので。

➡効くまでの時間が早い薬を使用します。内服よりもフェンタニル口腔粘膜吸収剤〔→ p.17〕を，という発想になります。

臨床にいかすコツ 突出痛には刺激を避けるのが原則

突出痛にはレスキューなどの薬だけで対応するのではなく，患者の生活を評価し，それに応じたケアを工夫することが大切です。

{「ぐらぐらしている」骨転移は固定する}

- 整形外科的な処置，理学療法により，痛い部分を固定します。

  > 固定しない限り「動いている骨」は何をしても痛いです

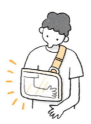

{回転や回旋を伴わずに日常の行動ができるようにする}

- 「よいっしょっ」と身体を起こすのではなくて，まずベットを（電動で）ギャッチアップしてから身体を起こします。

- 少し動かしても痛い時は，タオルを使用するなどして「ゆーっくり」並行移動します。とにかく，「どう動かしたら痛くないか」を患者自身に聞いて，それをチーム全体で丁寧に繰り返すことが大事です。

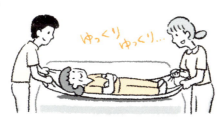

免荷や固定するための補助具，介護機器を使用する

- 脊椎コルセット，杖（4点杖，T字杖，ロフストランド杖など），歩行器，免荷装具，スタンディングバー，リクライニング車椅子など

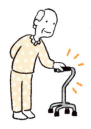

4点杖

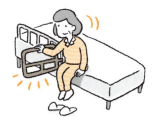

ベッドの手すり

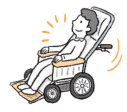

リクライニング車椅子

このあたりの機器は日々進歩しています。理学療法士など，この道のプロたちとカンファレンスをして，よりよい方法を見つけていきましょう

フェンタニル口腔粘膜吸収剤の注意点と正しい使い方

突出痛の切り札として登場したのが、口腔の粘膜から吸収される各種「突出痛用」の製剤です。新しいタイプの薬剤の特徴と使い方をまとめます。

｛ フェンタニル口腔粘膜吸収剤 ｝

フェンタニル口腔粘膜吸収剤は、口腔粘膜などを介して迅速に吸収されることからROO (rapid onset opioid) と呼ばれます。内服の速放性オピオイドと比べて、口に入れてからの効果発現時間が速いのが特徴です。

▼フェンタニル口腔粘膜吸収剤の種類

剤型	アブストラル®	イーフェン® バッカル
	舌下錠 （舌の下に置く）	頬粘膜吸収錠 （歯茎と頬粘膜の間に置く）
含有量（μg）	100, 200, 400	50, 100, 200, 400, 600, 800
効果発現時間	10 分	10 分
最高血中濃度到達時間	30〜60 分	53 分
半減期	5〜6 時間	12 時間
効果持続時間	1 時間	2 時間
薬価	549.00 円/100 μg 1T	491.70 円/50 μg 1T

「効くまでが早い」のが1番のウリです

使用に際しての注意点

- ベースラインの疼痛がコントロールされている人だけに使用します。つまり1日の大半は痛くない，でも何かのきっかけで急に，激しい痛みがくるなど突出痛の人だけに使用します。

- 「予防的に」使うかどうかは意見が分かれていますが，予防的に使う薬ではなく，痛くなってから使う薬と考えるのが無難です。確実に起きる痛みの予防（入浴の前，放射線照射の前）には，通常のレスキュー薬を使います。

- レスキューの投与量は1日の投与量から決定するのではなく，突出痛は突出痛だけで投与量を決めます。少量から上げていき，「はい，ここで効きます」という量を決めます。レスキューの至適用量を決定する期間が必要です。

> 残念ながら至適用量が決まらない人も存在します

- フェンタニル口腔粘膜吸収剤のほとんどは高額です。例えば，オキノーム®は53.8円/2.5 mg，オプソ®は114.5円/1包5 mgですが，アブストラル®は549.0円/1錠100 μgと高額です。薬として効果があっても，患者が「高いから我慢しておこう」ということのないように考えなければなりません。しかし便秘の薬にしろ，何でも新しい薬は高いので，難しいところです。

> 現実的には，他の方法が不十分な場合の選択になります

- ベースラインの痛みをまずしっかり取ること，痛みが起きてから薬を飲もうとするまでの時間を短くすること〔→ p.13〕をちゃんと考えてから使用を検討します。

オピオイドの副作用対策の工夫いろいろ

臨床にいかすコツ

オピオイドは副作用対策も重要です。麻薬を用いていると全ての副作用を麻薬のせいにしてしまいがちですが，患者の認識を確認する，原因を見落とさない，など基本的なことをおさえておきましょう。

患者の服薬を確認する

オピオイドが「効きすぎている」ことが見落とされていることがあります。徐放性オピオイドを自己判断で疼痛時に重ねて内服していたり，フェンタニル貼付剤を追加して貼ったり，はがし忘れていることがあります。逆に，制吐剤としてプロクロルペラジン（ノバミン®）を出していても，自己判断でやめていることがあります。服薬状況は必ず確認します。

吐いちゃったので，胃が悪いと思って薬はやめてました…

患者の認識を確認する

医療者は痛みを取ることだけに集中しがちですが，痛みは患者の困ったことの1つに過ぎません。「吐き気や眠気などの副作用よりは痛みの方がまし」と考える人はかなりいます。特に「食欲がなくなっちゃった」ことは患者にとってインパクトが大きいので，一度やめて仕切り直したほうがいいことが多いようです。

眠いのはつらいですか？ それとも，うとうとしているのは，かえっていいですか？（両方の考えの人がいる）

気持ち悪いなら痛い方がいい…食欲なくなっちゃった。一度やめたい

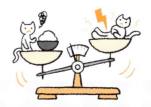

原因を見落とさない

　原因のわからないまま対症療法だけを続けると，症状が取れないばかりか，がんによる進行性病変を見落としてしまいます。オピオイドの副作用（嘔気・嘔吐，便秘，眠気，せん妄）の1つひとつに鑑別診断を行わなくても，❶頭蓋内病変，❷高カルシウム血症，❸腹部病変，❹他の薬剤，のせいではないか？と❶〜❹をいつもまとめて考えることで，一気にオピオイド以外の原因を見つけることができます。

▼オピオイドの副作用と間違いやすい他の原因

考えられる他の原因	嘔気・嘔吐	便秘	眠気	せん妄
❶ 頭蓋内病変 CTで描出できない脳転移・髄膜播種 非がん病変 （細菌性髄膜炎，慢性硬膜下血腫など） 最近増えています 高齢者では知らないうちに硬膜下血腫があることも	○	—	○	○
❷ 高カルシウム血症 臨床症状がオピオイドの副作用と全く同じ。採血しないとわかりません。ビスホスホネート製剤で治療します	○	○	○	○
❸ 腹部病変 胃・十二指腸潰瘍，便秘，腸閉塞など 特にNSAIDsとステロイドを併用している患者では，胃潰瘍はハイリスクです。嘔気の原因が「便秘」ということもそこそこあります	○	○	—	—
❹ 他の薬剤	○	○	○	○

1 オピオイドの使い方

｛対症療法の薬をうまく使う｝

制吐剤（ノバミン®），下剤，眠気に対応する薬（ベタナミン®やカフェイン），抗精神病薬（オランザピンやミルタザピン）などをあわせて使います。

｛オピオイドを変更する｝

- 対症療法の薬を1つ使用し，原因を丁寧に見直してもオピオイド以外の原因がない時は，オピオイドの種類を変更します（モルヒネ→オキシコドンかフェンタニル，あるいはオキシコドン→フェンタニル）
- 投与経路を変更します。内服のオピオイドを経皮下・静脈投与に変えるだけでも大抵は効果があります。

｛オピオイド以外の鎮痛手段を使ってオピオイドの量を減らす｝

- 放射線治療（特に骨転移の場合）
- 非オピオイド鎮痛薬（特にアセトアミノフェン）の追加
- 局所的な痛みには神経ブロック（特に肛門・外陰部の疼痛など）

オピオイドの副作用がコントロールできない，何とか量を減らしたいといった時は早めにオピオイド以外の治療を考えていきましょう

2 アセトアミノフェンの使い方

中用量のオピオイド投与中なら，アセトアミノフェンを足すと鎮痛効果が高まる

　アセトアミノフェンが弱いがん疼痛に効果があるのはよく知られていますが，がん疼痛が強まり中用量のオピオイドを使用している患者にもアセトアミノフェンを足すと鎮痛効果が高まります。

対象 モルヒネ（中央値で 200 mg／日）の投与を受けているがん患者 30 名

方法 クロスオーバーランダム化比較試験

結果 アセトアミノフェンは VAS*で 0.6 程度の（すごく効くわけではないけれど，まあまあ中程度の）有意な鎮痛効果を認めました。

＊VAS（visual analog scale）：疼痛の視覚的評価スケール。0 が全く痛くない，10 が想像できる一番強い痛み。

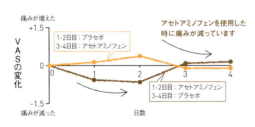

患者を2群に分け，アセトアミノフェンとプラセボ（偽薬）を時期を互いにずらして投与し，それぞれの結果を集計し評価しています

▲中用量のオピオイドを使用している患者へのアセトアミノフェンの追加の効果

 level A　Stockler M, Vardy J, Pillai A, et al. J Clin Oncol. 2004; 22: 3389-94.

まとめ

　中用量のオピオイド（オキシコドン 60 mg／日など）を使用している患者で眠気によりオピオイドが増やせない時は，アセトアミノフェンを追加することで鎮痛を少し後押しすることができます。

高用量のオピオイド投与中には，アセトアミノフェンを足しても鎮痛効果は得られない

　高用量のオピオイドを使用している患者ではどうでしょうか。高用量のオピオイド投与を受けている患者にアセトアミノフェンを追加投与しても，あまり鎮痛効果は得られないようです。

対象 全員が 200 mg / 日以上のモルヒネの投与を受けているがん患者 22 名
方法 クロスオーバーランダム化比較試験
結果 アセトアミノフェンは effect size 0.67 の検出力で，有意な効果が認められませんでした。

> effect size とは，治療前と後の数値の差を標準偏差で割った，いわば成果を比較する物差しです。0.5 以上だと中程度の効果，0.8 以上だと大きい効果を検出する目安となります。今回は「中程度の効果を検出できる症例数では効果がなかった」という意味です

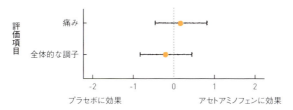

▲高用量のオピオイドを使用している患者へのアセトアミノフェンの追加の効果 (Israel FJ, et al. 2010. より改変)

level A

Israel FJ, Parker G, Charles M, et al. J Pain Symptom Manage. 2010;39:548-54.

前のページのグラフにある95％信頼区間とは，平均値（●）の真の値がその幅のどこかにあることを示します。つまり「100回調査を行えば少なくとも95回はこの範囲に入る」ということです。この研究では，アセトアミノフェンとプラセボ投与後の痛みの変化の差なので，差が0をまたいでいるということは両群に差がないことを示します

まとめ

　モルヒネ200 mg/日以上というと通常の臨床ではあまり該当する患者はいないかもしれませんが，このような患者ではアセトアミノフェンを加えても，効果はない場合が多いと考えられます。

　そうはいっても，他に方策がない時は，アセトアミノフェンは効果が数日以内でわかるので，まず投与して，効果をしっかりと評価するというのも許されるでしょう。追加後に「確かに効いている」という実感が患者にあれば継続し，「効いているかよくわからない」ならばやめます。

アセトアミノフェンを効果的に使うコツ

　腎障害のために NSAIDs が使えない，眠気のためにオピオイドが使用しにくい場合，アセトアミノフェンは重要なレパートリーです。
　アセトアミノフェンを効果的に使用するためには，使用量・投与間隔・飲み方を工夫します。

1 回使用量を十分に

　何といっても，「きちんと効く量」で投与すること。できれば 3〜4 g/日，少なくとも 2.4 g/日を投与します。屯用であれば 0.8 g/回が目安。「カロナール®（200 mg）4 錠 / 回」（0.8 g/ 回）や，「カロナール®（200 mg）8 錠 / 日」（1.6 g/ 日）では，普通，効果はありません。

> 内服できない時はこれまでは坐薬だけだったので，アンヒバ®坐薬を何個か入れるか，アセトアミノフェン坐薬 600〜800 mg を院内製剤で作っていました。2014 年から注射薬が販売されたので，アセリオ® 15 mg/kg/ 回を1日4回注射します。例えば体重 50 kg の人ならアセリオ® 750 mg/ 回×4 回 / 日（6時間毎）を使います

痛い時間帯にかためて

　夜も痛ければ分 4，日中だけなら分 3 というように痛い時に集中的に投与できるようにします。アセトアミノフェンが効果のあるくらいの痛みの患者は，夜は「眠ってしまうので痛くない。昼間の方が大変」なことが多いので，日中に分 3 でしっかり投与することもよくあります。

飲み方，内服薬の形態を患者の好みに合うように

カロナール®200 mg錠など小さい規格しか採用されていない施設だと，錠剤にすると数が多くなり，患者はこんなにたくさん飲んでいいのかという気持ちになりやすいようです。例えば「子ども用の鎮痛薬なので，大人で効くくらいにすると量が多くなりますが，錠剤で多くてもいいですか？ 粉薬がいいですか？」と聞いて，患者にとって飲みやすい方で処方します。50％細粒やカロナール®500 mg錠の採用されている病院だと，この悩みは少なくなります。

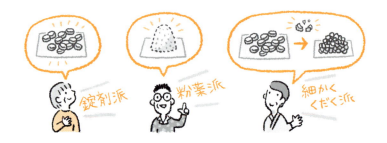

注意すべきこと

アセトアミノフェンは一度に大量に摂取した時（普通は自殺目的で風邪薬を大量に飲んだ時），「肝細胞壊死」が生じるといわれています。治療量のアセトアミノフェンで肝細胞壊死を起こす濃度に到達することはまずありませんが，屯用で使用する時には念のため内服間隔を確認します。市販薬にはアセトアミノフェンが含まれているものが多いので，市販薬との重複にも注意します。例えばノーシン®には，1回量にアセトアミノフェンが300 mg含まれています。

3 鎮痛補助薬でわかっていること

リリカ®はオピオイドによる鎮痛を「中程度（ある程度）」強める

　鎮痛補助薬は神経障害性疼痛に対して用いられますが，がんによる神経障害性疼痛に対する効果は，実はあまりよくわかっていません。現在使用されている鎮痛補助薬の多くは，帯状疱疹後神経痛や糖尿病性神経障害などの非がんの神経障害性疼痛に対する研究結果をもとに，がんによる神経障害性疼痛にも用いられています。

　現在わが国でがんによる神経障害性疼痛に対する鎮痛補助薬の第一選択となっている，ガバペンチン誘導体（リリカ®，ガバペン®）の，イタリアで行われたランダム化比較試験の結果をみてみましょう。

対象 ▶ オピオイドで鎮痛不十分な，がんによる神経障害性疼痛患者121名

方法 ▶ ランダム化比較試験
　　　がんによる神経障害性疼痛患者に対して，「オピオイドによる鎮痛効果」と，「オピオイドにガバペンチンを追加した鎮痛治療の効果」を比較しました。

測定 ▶ NRS*で，1日での平均の痛み（average pain）33％以上低下を有効と定義

結果 ▶ 疼痛の平均値は，ガバペンチンをオピオイドに併用した群で，プラセボ群と比較して有意に低下しました（平均の痛みのNRSが4.6 vs. 5.4）。

＊NRS（numerical rating scale）：患者自身に痛みのレベルを数字で示してもらう評価法。痛みを0から10の11段階に分け，痛みが全くないのを0，考えられるなかで最悪の痛みを10とする。

絶対値で0.8なので，中程度の（それほど大きくない）差と思われます

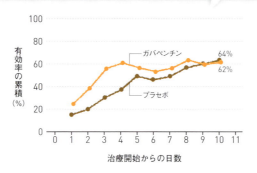

「有効率」(痛みがNRSで33%以上下がった人の率)を見てみると, 最初の5日はガバペンチンを加えている方が有効な患者が多いように見えますが, 後半ではあまり変わりませんでした。効果はあるが「限定的(limitted)」と結論されています

▲ガバペンチンのがんによる神経障害性疼痛に対する有効率

Caraceni A, Zecca E, Bonezzi C, et al. J Clin Oncol. 2004;22:2909-17.

まとめ

　リリカ®は, 現在わが国で唯一がんの神経障害性疼痛に保険適用のある鎮痛補助薬なので, 第一選択薬として使用されています〔どちらかというと, 世界中ではガバペン®のほうが主流です。ガバペン®は, リリカ®とほぼ同じ薬剤です。日本でのみ眠気の少ないミロガバリン(タリージェ®)が販売されました〕。ただ, この研究結果からもわかるように, 鎮痛補助薬を加えると神経障害性疼痛が「完全になくなる」のではなく, オピオイドだけで治療するよりも「いくらか・少し・中程度に・ほどほどに」痛みが軽減する程度の効果のようです。

　リリカ®だけに限らず, 鎮痛補助薬はもちろん薬ですので副作用があります。「眠くなったけど痛みは変わりないかも」という時は, 一度立ち止まって評価して, 中止することも考えましょう。

ケタラール®は，比較試験では実は「効果なし」!?

ケタミン（ケタラール®）は主に難治性の痛みの患者に用いられますが，オーストラリアで行われた比較試験によって「効果なし」という結果が示されました。ケタミンを投与した患者に副作用の出現が多かった点も含め，この研究はなかなかの反響を呼びました。

対象 ▶ オピオイドが使用され，あらかじめ設定した鎮痛補助薬が1つ十分量投与されても1日での平均の痛みが痛みの質問表（BPI, brief pain inventory）で3以上のがん患者185名

方法 ▶ ランダム化比較試験
ケタミン 100-300-500mg/日 vs. プラセボ

測定 ▶ 1日での平均の痛みが BPI 2以上低下を有効としました。

結果 ▶ ケタミンに効果は認められませんでした（31% vs. 27%; NNT* = 25）。ケタミンを投与された患者は対照群と比較して副作用の出現が多く，6人に1人はケタミンのために不快な症状，特に意識障害，精神症状，眠気などを体験しました。

* NNT（number needed to treat）：ごく簡単にいうと「1人の患者が治療による効果を得るまでに，その治療を何人の患者が受ける必要があるか」を表したもの。医者目線からは「何人治療すると，そのうち1名が本当に薬でよくなったか」と同じ意味。NNT が3なら，「3人治療すると1名は薬が有効」となる。この研究では「25人に1人にケタミンが有効」ということ。

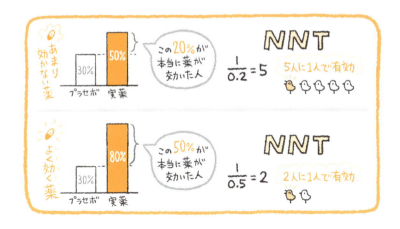

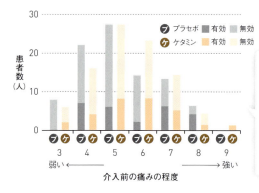

▲介入前の痛みの程度別にみたケタミンとプラセボの効果の比較
（Hardy J, et al. 2012. より改変）

Hardy J, Quinn S, Fazekas B, et.al. J Clin Oncol 2012;30:3611-7.

まとめ

　この研究についての論争は、まだ続いています。もっと多量のオピオイドを使用している患者だけ、特定の症状（例えば中枢性過敏など）のある神経障害性疼痛の患者だけなら効果があったのではないか、などの疑問は解決していません。

　肺がんの患者全員にイレッサ®やアレセンサ®を投与しても効果はあまりなくても、遺伝子変異のある患者を同定して投与すれば効果があるのと同じように、「ケタミンが有効な患者群」を見つけられていないだけかもしれませんから、ケタミンの使用を全てやめる必要はありません。しかしながら、これまで思われていたよりもケタミン自体の効果はない可能性を考える必要があるのでしょう。つまりケタミンを一度投与したら、その後モニタリングをしっかりと行い、「効いているか効いていないか、あまりわからない」時には一旦中止する決断をしたほうがいいと考えます。

鎮痛補助薬の使い方
―現時点での妥当な考え

根拠を踏まえたルール

　鎮痛補助薬で確実にいえることは，「ベストな選択はわかっていない」ということです．臨床では何が，どのように使われているのでしょうか．

｛ 内服できる場合 ｝

- 鎮痛補助薬を考える前に，まずオピオイド，非オピオイド鎮痛薬（特にアセトアミノフェン）が十分量であるかを確認します．鎮痛「補助薬」よりも「鎮痛薬」の方が確実に痛みを和らげるからです．

- 鎮痛補助薬1種類（多くの場合は神経障害性疼痛の保険適用があるため日本ではリリカ®）を十分量まで眠気が出ない範囲で増量し，1週間で効果を判定します．

- リリカ®である程度効果があるが不十分な場合は，何か別の薬を上乗せします．全く効果がない場合には，他の薬剤に変更します．

- 上乗せする場合も変更する場合も，異なる作用機序の薬剤から選択します（まず日本ではしないと思いますが，リリカ®にガバペン®の上乗せはしません）．例えば，カルシウムチャネル拮抗薬であるリリカ®で効果のない時は，異なる機序の下行抑制系に作用するサインバルタ®やトリプタノール®などを選択し，さらにそれでも効果がない場合は，NMDA受容体拮抗薬であるケタラール®を選択します．

「まあ標準的」と思われるアルゴリズムです（人によって違います）

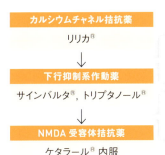

▲鎮痛補助薬選択のアルゴリズム

内服できない場合

- ケタラール® かキシロカイン® の持続注射のうちいずれかしか，現実的にありません。もし使うならこのどちらかです。
- 効果を重視ならやはりケタラール® を使います（比較試験では平均としては効果なしですが）。少量 20〜50 mg/ 日から開始。幻覚が 10％程度の患者でみられます（意識障害とは関係ありません）。

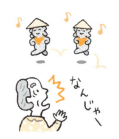

幻覚が見えるとびっくりする方は多いです。「薬をやめればその日のうちに元に戻る」ことをあらかじめ説明しておきます。「ドラッグ」と似た成分なので，ポップな感じの幻視を見る人がごくたまにいます。
筆者は「スキップするお地蔵さん」を見たと愉快そうにしていた方が印象的です

- 効果が弱くていいならキシロカイン® を使用します。ただし少量（200〜300 mg/ 日）でもキシロカイン中毒になることがあるので，特に全身状態が悪い患者に使用する時は，血中濃度を測る，ごく少量から開始するなどの方策をとります。

キシロカイン中毒の最初の症状は傾眠です。なかなか気付きにくいですが，傾眠の時期を超えるとせん妄，けいれんを生じます。キシロカイン® 使用中の患者で原因のわかりにくい精神症状をみたら，キシロカイン中毒を頭の隅におきます

4　呼吸困難への対処

モルヒネが有効な場合，ごく少量で効く
―「増やしすぎ」に注意

　呼吸困難に対する治療薬は，モルヒネが唯一エビデンスの示されているオピオイドです。呼吸困難に対してモルヒネが有効という場合は，ごく少量で有効であるという研究結果が出ています。

対象 ▶ 呼吸困難のある患者 83 名

方法 ▶ dose-titration study（どれくらいの投与量で効果が出るかをみるために，投与量をだんだんに増量する試験）
モルヒネ 10 mg/ 日から開始し，効果がなければ 1 週間毎に 10 mg/ 日ずつ，最高 30 mg/ 日まで増量

測定 ▶ 朝夕の呼吸困難の VAS *

結果 ▶ モルヒネ 30 mg/ 日の投与で 63% に VAS で 17mm の改善を認めました。37% は効果なしでした。
効果があった患者のうち 69% は 10 mg/ 日，23% は 20 mg/ 日，8% は 30 mg/ 日で効果が認められました。

＊ VAS（visual analog scale）：視覚的評価スケール。疼痛の評価などにも使われる〔p.22 参照〕。息苦しさを評価する場合は，0 cm が「息苦しさはない」，10 cm（100 mm）が「想像し得る最もひどい息苦しさ」となる。

簡単にいうと，モルヒネは呼吸困難に対してごく少量で有効であり，効果がないからといってどんどん増量するのは科学的ではないということです

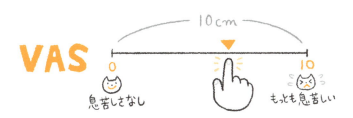

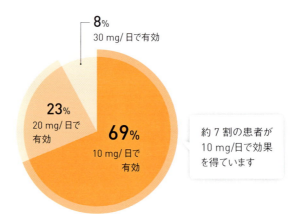

▲ モルヒネが有効となった投与量

level B

Currow DC, MacDonald C, Oaten S, et al. J Pain Symptom Manege. 2011;42:388-99.

まとめ

　呼吸困難に対するモルヒネは，痛みに対するモルヒネのように，「どんどん増やせばいい」治療ではありません。ある程度低い投与量（普通は 10mg とか 20mg など）で使用して，それで改善しなければ投与量を増量してもあまり効果はない，限界があるということです。「効かないから増量する」とやっていると，どこかで患者の意識が下がってしまうので（死亡直前など鎮静が目的とされている時以外は）注意して下さい。

　なお，この研究で注意すべきは「呼吸困難に対して効果がある」と結論された実際の効果の幅がどれくらいなのかという点です。これについては次の項目で解説します。

モルヒネの効果は，実はそんなに大きくない

「モルヒネは呼吸困難に有効である」とされています。しかし，この「有効」の意味には注意が必要です。この場合の有効とは，呼吸困難が「完全になくなる」という意味ではありません。呼吸困難にモルヒネを使用した臨床試験の結果から，「有効」の意味を考えてみます。

対象 モルヒネを投与されたことがない呼吸困難のある患者 48 名（主にCOPD）

測定 朝夕の呼吸困難の VAS 〔→p.33〕

方法 クロスオーバーランダム化比較試験
同じ患者に，薬とプラセボを交代で内服してもらいました。
経口モルヒネ 20 mg/ 日 vs. プラセボ

結果 モルヒネ内服中はプラセボ内服中と比較して，朝の呼吸困難の VAS が 6.6 mm，夕方の VAS が 9.5 mm 減少しました。

▼呼吸困難に対するモルヒネの効果

	モルヒネ n=38	プラセボ n=38	平均改善値 (mm)
朝の VAS	40.1 (24)	47.7 (26)	6.6 (15)
夕方の VAS	40.3 (23)	49.9 (24)	9.5 (19)

括弧内の数値は標準偏差です。標準偏差はデータのばらつきを示します。
モルヒネ投与前の呼吸困難の VAS は平均 43（標準偏差 26）でした。平均が 43 で，実際の VAS はこれより多いものと少ないものが，ばらばらに存在しています。この実際の値が「どの程度ばらついているのか」を示す数値が標準偏差です。数値が大きいほど，ばらつきが多いことを示します

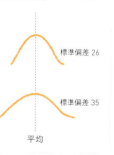

Abernethy AP, Currow DC, Frith P. et al. BMJ. 2003; 327: 523-8

●まとめ●

　この研究では，モルヒネ内服中の方が呼吸困難のVASが低い，つまり「モルヒネが呼吸困難の緩和に有効であった」と結論付けられています。

　では，「有効」と結論付けられる幅は，どれくらいなのでしょうか。その幅は，MCID（minimal clinically important difference，臨床的に意義のある最少変化量）で示されます。ちょっと難しいですが，ここはよく読んで下さい。

　呼吸困難では，患者からみて「（少し）楽になった」ことが自覚できる数値として10％をMCIDとしている研究が多いです。「呼吸困難が完全になくなった」ではありません。10％の改善というと，「10段階の尺度で1」程度です。

　この研究も，VASで10 mmの違いを検出できることを見積もって計画されました。そして，「有効であった」と結論付けられたVASスケールの差は「9.5 mm」だったわけですから，0 mmから10 mmのスケールの間の9.5 mmというと，差があってもわずかである（大きくはない），ということがわかります。

　これを理解していないと「モルヒネを投与したのに，まだ苦しがっている，おかしい」となってしまいます。この場合の「有効」とは，完全に呼吸困難がなくなるのではなく，VASやNRSが10％改善することだとわかっていれば，もう少し細かく改善を見積もって患者に説明したり，評価したりできるでしょう。「これを飲んだら完全に苦しくなくなりますよ」ではなく，「いくらか息苦しさが和らぐと思います」「息苦しいのがすっきりと取れるわけではないのですが，動いた後に息を整えるのが少し楽になるかもしれません」などのように。

　これが呼吸困難の緩和ケアでは「目標設定」が重要といわれる所以です。

「モルヒネで酸素飽和度は下がらない」というエビデンスの本当の意味

「モルヒネを使うと呼吸抑制になる」と思われがちですが，モルヒネは呼吸抑制を起こさずに呼吸困難を和らげることができます。

ただしモルヒネの安全性は，酸素化がいい，呼吸数が多いという患者に限ったことです。モルヒネの安全性を示した観察研究の結果と，それが示す意味を考えてみます。

対象 緩和ケア病棟に入院した呼吸困難のある11名の進行がん患者

方法 観察研究
モルヒネ投与前後で，呼吸困難のNRS*の変化と，$tcpCO_2$（呼気で測る二酸化炭素量），SaO_2，呼吸回数の変化を測定しました。

結果
- モルヒネ投与開始から120分後の呼吸困難のNRSは改善しました（安静時 5.4 → 0.9，労作時 7.5 → 2.9）。
- SaO_2，$tcpCO_2$ に変化はありませんでした。
- 呼吸回数が40回台から20回台に減少しました。

＊NRS（numerical rating scale）：疼痛の評価などにも使われる〔→p.27〕。息苦しさを評価する場合は，0が「息苦しさはない」，10が「想像し得る最もひどい息苦しさ」となる。

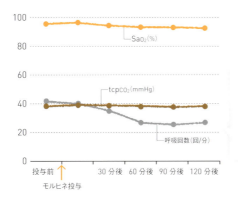

SaO_2（動脈血酸素飽和度）が高いこと，$tcpCO_2$（経皮二酸化炭素分圧）が上がらないことは，有効な呼吸ができている指標となります

▲モルヒネ投与後の酸素・二酸化炭素・呼吸回数の変化
（Clemens KE, et al. 2007. より改変）

Clemens KE, Klaschik E. J Symptom Manage.2007;33:473-81.

● **まとめ** ●

　注意しないといけないのは，この研究の対象患者はそもそも酸素化・意識が保たれていて，かつ，呼吸数が多いことです。モルヒネの投与を受けた患者の呼吸数は平均41回/分（正常の呼吸数は15回程度/分）で，最も少ないものでも35回/分でした。SpO_2は平均95％，11名中9名が90％以上で，酸素化は保たれています。また，呼吸困難のためにベッドから動けないほどの患者は対象となっていません。

　したがってこの研究からいえることは，「比較的全身状態が保たれていて，呼吸不全はなく，呼吸数が多い患者」に対しては，有効かつ安全にモルヒネを使うことができるということです。そうでない患者には，（実は）有効性も安全性も確かめられていません。

　痛みと同じように「苦しがっているから」という理由だけでモルヒネを増量していくうちに患者の呼吸が止まってしまった，やはりモルヒネは寿命を短くするのでは？ という声を聞きます。これは，おそらく増量の途中までは酸素化ができていて意識もあった多呼吸の患者で，ある程度の呼吸困難の緩和はできたと考えられます。しかし，「呼吸困難が取りきれないから」という理由でさらに増量して酸素化や意識状態が悪くなったり，呼吸数が少なくなった場合が多いのでしょう。その段階で，それ以上のモルヒネの増量は「呼吸困難の緩和」の目的ではなく，「鎮静（セデーション）の目的」に変わってしまっていると考えます。

　モルヒネを安全に使用するには，患者の「呼吸数をコントロールする」という感覚が非常に重要です。おおむね20回/分前後を目標にするといいと思います。呼吸数がコントロールされても残る呼吸困難は，モルヒネの本来の適応ではありません。

　ちなみに，この研究でも呼吸困難に対して効果があったモルヒネの投与量は1日あたり9.4 mgでした。この結果からも，呼吸困難に対してモルヒネの効果がある場合は，やはり少量で有効であることがわかります。

呼吸困難に対してモルヒネが効く病態と危ない病態

呼吸困難に利用できる薬剤はあまり多くありません。肺炎や胸水などの原因を治すとともに，モルヒネを適切に使いこなすことが重要です。

モルヒネが有効な病態

モルヒネを安心して使うためには，まず著明な低酸素血症がないこと（$SpO_2 \geq 93\%$），呼吸回数が多いこと（24 回 / 分以上，できれば 30 回 / 分以上），痰がないことが最低限必要です。

モルヒネが有効でない（危ない）病態

著明な低酸素血症が進行している，呼吸回数が 24 回 / 分未満，痰が多い場合の呼吸困難は，モルヒネの適応とは言い難い病態です。

生命予後が数日かもしれないという状況であれば，「何を治療目標とするのか」を患者や家族としっかりと話し合う必要があります。症状緩和のためにモルヒネを使用する場合も，呼吸困難を取る目的というよりも，(モルヒネを使っても使わなくても訪れる) 低酸素血症のため最期をどう迎えるかの相談が目標になります

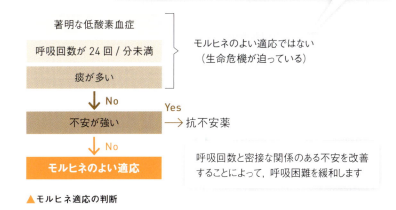

▲モルヒネ適応の判断

「冷たい風を顔に当てること」が呼吸困難を和らげる

呼吸困難のある患者が，窓際や扇風機の前にいて風に当たっていたり，窓を開けて風通しをよくしたり，部屋の温度を下げているのはよく見かける光景です。この「風を感じること」に，呼吸困難を緩和する効果があるという"ケア"のエビデンスが示されました。

対照 COPD，肺がん，喘息，心疾患で呼吸困難のある患者49名

方法 クロスオーバーランダム化比較試験
携帯型の扇風機（小型ファン）を5分間顔に向ける vs. 足に向ける
それぞれ終了後のVAS〔→ p.33〕を比較しました。

結果 VASの平均改善値は，顔に風：7.0 mm，足に風：1.5 mmでした。

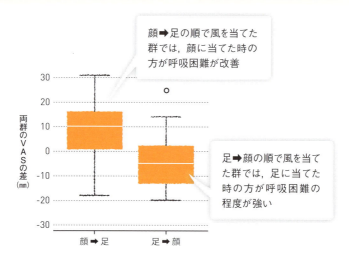

▲風を当てたことによるVASの変化

グラフ上方にある小さな丸（○）は，「外れ値」です。
その名の通り，統計上，他の値から大きく外れた値を示します

level A

Galbraith S, Fagan P, Perkins P, et al. J Pain Symptom Manage 2010;39:831-8.

まとめ

「顔に風を当てること」が呼吸困難を緩和するメカニズムは明らかにはなっていませんが，三叉神経第2枝に寒冷刺激を感じる受容体があり，これより入力された刺激が呼吸困難を軽減させるのではないかと考えられています。サーモメーター（熱があると赤くなるもの）を使った基礎研究もいくらかあります。

風の流れを感じられる環境にする，扇風機を使う，うちわであおぐなどは簡単にできることなので，「患者に何かしてあげたい」と思っている家族にもこのようなアドバイスができるとよいと思います。

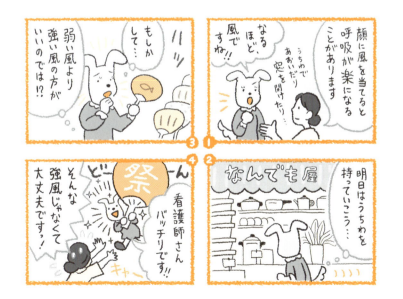

モルヒネだけに頼らない！息苦しさへのケア

呼吸困難は患者の不安も強く，みている家族にとっても大変つらい症状です。モルヒネだけでなく，適切なケアによって患者のQOLが保てるよう工夫していきましょう。

環境調整

- 息が苦しい時は室温が低め，風通しがよいほうが楽なことが多いようです。外気を入れる，うちわや扇風機を利用して顔に風を当てます。

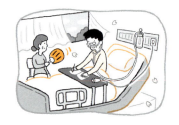

- 酸素療法をしながら動けるように，酸素のチューブは長めにします。(本当は一番必要な) 動いた時に，「面倒だから」という理由で酸素を外してしまう患者が多いので，お風呂やトイレに行くなど「酸素を使いそうな時ほど」面倒でも酸素療法を続けてもらいます。

- 日常よく使うものをベッドの周りに置きます。ナースコールは手が届きやすい位置に固定します。

> 苦しい時にナースコールを探してよけいに苦しくなることがないようにします

姿勢の工夫

- ベッドをギャッジアップし起座位に。布団の場合はクッションや座椅子などを利用し，楽に座れる位置を工夫します。

- 横になる時は機能している肺を上側にします。どちらを上下にするかは理論上と患者の自覚とが一致しないことがよくあります。「機能している方を上」の方が楽に感じる人が多いです。

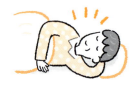

酸素の使用

- 酸素療法の使用法を指導し，不快感に対処します。チューブが皮膚に当たって痛いことがあるので，耳など皮膚に当たる部分はガーゼなどで保護します。

- 酸素の使用が労作時だけでよい人は，患者の判断で着脱できるようにします。終末期の場合はマスクを密着して付けるのは相当苦しいので，吹き流し（顔のそばで流すだけ）にします。

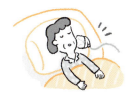

酸素吸入中は乾燥するので，いつでも水分をとれるようにしたり，マウスケアや加湿器などで保湿することも大切です。

家族とケアについて話し合う

家族にできることを伝えます。

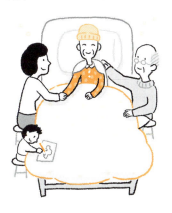

背中をさする，手を握るだけでも患者さんは安心できます。顔に向けて風を当ててあげると喜ばれることが多いです

特に夜眠る前などに息苦しい時など，家族がそばにいてくれるだけで孤独感が和らぐことがあります

体力を温存する工夫

- 呼吸困難が強い時は「はい」「いいえ」だけで答えられるよう会話を工夫します。
- 散歩や入浴などを計画する際は，1日にいくつもやろうとせず「1日に1つのことだけ」を計画します。

> 呼吸困難の症状が進んでくると環境調整が重要になります。「普段していた通りにしなくてもよい」と周りは思いますが，「自分のしてきたようにやりたい」のも，また人間です。
> 試行錯誤しながら，自分のできる範囲を見極めていく，納得していく，それに伴走してサポートする，医療者はそんな役割を担えればいいのではないでしょうか

5 嘔気と消化管閉塞への対処

制吐治療には2つの大きな方針がある

緩和医療ではたくさんの種類の制吐剤が使われています。嘔気・嘔吐の薬物療法には2つの大きな方針（❶想定される機序によって制吐剤を選択する方針と，❷一律に同じ制吐剤を使う方針）があり，現在のところ前者❶の「機序に沿って薬剤を選択する」のが一般的です。

｛ 制吐治療の2つの方針 ｝

❶ etiology-based antiemetic therapy
病態を想像し，どの受容体が最も催吐作用に関わっているかを想定して制吐剤を選択します（日本はこちらが主流）。

❷ empiric antiemetic therapy
病態にかかわらず同一の制吐剤を処方します。

▼制吐治療2つの方針の比較

❶ etiology-based antiemetic therapy			❷ empiric antiemetic therapy
受容体・機序	病態	代表的薬剤	
末梢性の消化管蠕動亢進作用	消化管の蠕動低下	プリンペラン®	病態にかかわらず単一の制吐剤を投与する（プリンペラン®，セレネース®が多い）
ドパミン受容体	オピオイドや尿毒症性物質が血流から直接化学受容体（CTZ）を刺激	セレネース®ノバミン®	
ヒスタミン受容体	脳転移などにより前庭神経が刺激される	ポララミン®トラベルミン®	
ムスカリン受容体	腹部腫瘍など迷走神経から嘔吐中枢への刺激	ブスコパン®	
セロトニン受容体	化学療法・放射線治療によるセロトニンの遊離	カイトリル®	

「想定される機序によって制吐剤を選択する」場合と,「一律に同じ制吐剤を使う」場合を比較する予備的研究では,当初の見込みと逆に「機序によって制吐剤を選んでも,(機序が何であろうと)同じ制吐剤を使用しても,同じくらいの効果である」との結果になりました

まとめ

2つの制吐治療の方針の効果は「実際のところどうやら同じらしい」ということのようです。

今後の研究によって,制吐治療の標準が変わる可能性はありますが,今のところは「病態に応じて薬剤を選択する」ことがまだ標準的です。

例えば「少し食べるとすぐにおなかがいっぱいになって気持ちが悪くなる」「胸のところがつかえる感じがする」という訴えなら,消化管の蠕動亢進作用を期待してメトクロプラミド(プリンペラン® など)を,「麻薬を飲み始めてから吐き気が1日中続いている」であれば化学受容体への刺激と考えてハロペリドール(セレネース® など)やノバミン®,「動くと気持ちが悪い」「めまいや眼振を伴った吐き気」「乗物酔いのような感じ」なら前庭神経への刺激が関与していると考えて抗ヒスタミン剤(ポララミン® やトラベルミン® など)を使用します。

しかしながら,今後は「制吐治療の薬剤は基本的に"何でもいい"」という時代が来るかもしれません。

制吐剤の使い方の要点いろいろ

　制吐剤は病態に応じて使用するにしろ，病態にかかわらず同一薬剤を使用するにしろ，その使い方には注意点やコツがあります。

> 腸閉塞で蠕動が亢進している人にはプリンペラン®は使わない

- がん性腹膜炎に伴う消化管閉塞では，消化管蠕動が局所的に亢進しています。消化管閉塞のある患者にプリンペラン®を使い，消化管穿孔を生じたケースも報告されています。プリンペラン®は蠕動を亢進するので，かえってこの部分での圧力を高めて，痛み，嘔気・嘔吐を悪化させます。

- プリンペラン®を投与する前に，腹部を聴診して蠕動が亢進していないことを確かめます。ルーチンの臨時指示で「嘔気時 プリンペラン®」が出ている時に一度使ってみるのは悪くありませんが，プリンペラン®の投与後に蠕動が亢進して痛みが増したり嘔吐が増えたりした場合には，次回からはプリンペラン®以外の制吐剤（ポララミン®などの抗ヒスタミン剤やノバミン®）の指示をもらっておくようにします。

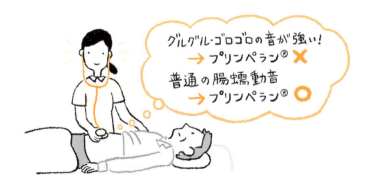

抗ヒスタミン剤（ポララミン®, トラベルミン®）は深刻な合併症がないために利用価値が高い

- 抗ヒスタミン剤は，ドパミン受容体に拮抗する薬剤のもつ一連の「めったに起きないけれど，起きると非常に都合の悪い合併症」がありません。アカシジア，パーキンソン症候群，悪性症候群などを引き起こす可能性もゼロです。

> 緩和ケアは患者に害を与えないという点が特に重要視される領域です。何かの病気の治療のために合併症を生じること（抗がん治療で白血球が下がるなど）はある程度許容されても，苦しい症状を取るはずだったのにさらにしんどい状態になってしまう合併症は何としても避けたいところです

「車酔いしやすい人」「車で来院する人」にはトラベルミン®

- オピオイドの初回投与の時，知らない薬が増えることを心配する患者には，一般的に酔い止めとして誰もが知っているトラベルミン®が「安心」なようです（逆に，ノバミン®などはインターネットでは統合失調症の薬と出てくることもあるので「安定剤みたいだから飲みたくない」という患者がいます）。

> トラベルミン®って酔い止めの薬，ご存知ですよね。吐き気止めにもなるので，1週間だけ飲んでおいて下さいね
> （これはかなり「ハードルの低い」薬に受けとられます）

- 田舎の方で山道を車で来るなど「来院する時の車で気持ち悪くなる」という患者にも，多くの場合トラベルミン®は有効です。

ジプレキサ®は，オピオイド導入時の「薬の量が多い」という心理的な負担を減らすことができる

オピオイドの定期投与を始める時に，ノバミン®，マグミット®（便秘予防の酸化マグネシウム）に…と同時に出すと，ごそっと10錠程度の内服になってしまいますが，制吐剤をジプレキサ®に置き換えることで少数の薬剤で初回導入をすることができます。

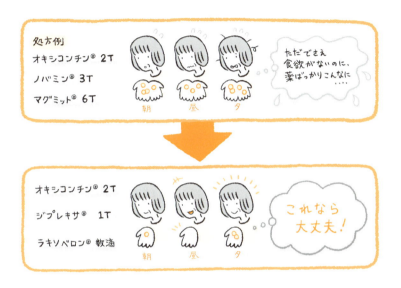

糖尿病でジプレキサ®を使えない人で，不眠・不安があればリフレックス® 7.5〜15 mg

オランザピン（ジプレキサ®）には重篤な高血糖の副作用があることが報告されているので，糖尿病のある患者には禁忌です。抗うつ薬のリフレックス®ならば，嘔気に関わるセロトニン受容体を阻害する作用があり制吐作用も有しています。鎮静効果が比較的強いので眠気や翌日への持ち越しがありますが，嘔気があって，不眠や不安も強い場合には有効です。

> ドパミン受容体拮抗薬を使用している患者で不安・落ち着かなさを訴えたらアカシジアを念頭に中止する

- アカシジアは「静座不能症」と訳されるように「じっとしていられない」のが主な症状です。投与直後に「落ち着かない，おかしい」という症状が現れることもあるし，投与後しばらくしてから生じることもあります。不安を訴える患者がドパミン受容体拮抗薬（プリンペラン®かノバミン®）を使用していたら，ひとまず他の制吐剤（トラベルミン®など）に変更します。

> 終末期のがん患者であれば「落ち着かない」「いらいらする」などの症状は当たり前と見過ごされやすいのですが，実はそれがアカシジアによるものであることが時々あります。見つけられたら患者さんに感謝されるでしょう

> 初回導入時，リンデロン® 4～8 mgを点滴して開始

あまり意識して使われない方法ですが，オピオイドの初回投与をする時（痛みが増えてきた時），外来でも入院でも，ステロイドを1日だけ出してオピオイドを始めるといいことがあります。ステロイドで鎮痛にもなりますが食欲も出るので，その間にオピオイドを導入することができます。裏技です。

> 緩和ケアといっても特別な処方をするわけではありません。その人が「今，困っていること」のうち少なくとも薬剤で何とかなる心配は，取り除ける想像力があるといいですね

サンドスタチン®は効かないかもしれない!?

オクトレオチド(サンドスタチン®)は「悪性疾患による消化管閉塞」に保険適用のある唯一の薬剤です。しかし,オクトレオチドの効果を検証した大規模比較試験では,効果が認められないという結果が出されました。

対象 オーストラリアの 12 の緩和ケア専門施設を利用した患者 106 名

方法 ランダム化比較試験
オクトレオチド 600 ug/ 日 vs. プラセボ
(両群に H_2 ブロッカー,ステロイド)

測定 主要評価項目:3 日間で嘔吐しなかった日数
副次評価項目:嘔気の CTCAE*など

結果
- 3 日間のうち,嘔吐のなかった日数には差がありませんでした。
- 嘔気の CTCAE でも差がありませんでした。しかも,ブチルスコポラミン(ブスコパン®)の使用はオクトレオチド群で多かった(蠕動痛でブスコパン® を使った患者はオクトレオチド群の方が多かった)という結果でした。

＊CTCAE (common terminology criteria for adverse events):米国 NCI (国立癌研究所)が定めた有害事象の評価方法。重症度が低い「グレード1」から、最も重篤な「グレード5」で評価される。

総合的には「いまひとつ薬は効かなかった」という結果でした

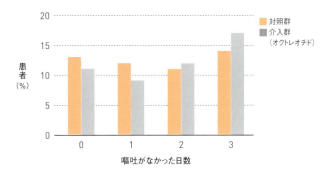

▲嘔吐がなかった日数，両群の比較

3日間のうちで嘔吐がなかった日数は，対照群でも介入群でも差はありませんでした。3日とも嘔吐のなかった患者は対照群でも介入群でも15％前後だったということです

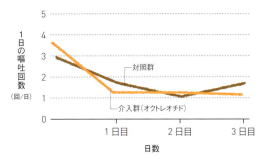

▲日数ごとの嘔吐回数，両群の比較

嘔吐回数の経時的な変化を見てみると，両群の間に差はないのですが，両群とも嘔吐回数は減っています。つまり「患者が苦しいままだった」のではなく，両群とも患者の苦痛がよくなっていることがわかります。

Currow DC, Quinn S, Agar M, et al. J Pain Symptom Manage. 2015;49:814-21.

5 嘔気と消化管閉塞への対処

まとめ

　嘔気・嘔吐は臨床研究を行うのが難しい症状です。通常臨床で行われる前後の比較では「すごく効いたなぁ」という感触があっても，上記のように対照群をおいた比較試験を行うと「それほどでもない」ことがままあります。それはなぜでしょうか。このことは日常の症状緩和を考える上でも大切なので，少し考えてみてましょう。

　この研究で，サンドスタチン®のプラセボを上回る効果は示されませんでしたが，重要な点は対照群で嘔吐が緩和されていないということではなく，「対照群でも症状がよくなっている」ということです。この理由の1つには，「食事を控えるという介入」があること，「吐いてしまうと楽になるという自然経過」があるでしょう。そして，両群に同じように入った治療，すなわち，(腸管の浮腫を抑える)ステロイドと(胃液の量を抑える)H_2ブロッカーの効果があった，ということも理由として考えられます。

　ですから，実際の臨床でサンドスタチン®を投与した後，嘔吐がピタリと止まって「サンドスタチン®の効果があった！」と思っても，それはこのような自然経過や他の治療も含めた効果である，ということに注意して，「本当にサンドスタチン®が効いているのか？」という評価を繰り返すことが重要であるともいえます。

　この研究から一律に「サンドスタチン®は効かない」と判断することもまだできません。この研究と違って，効果があったとしている比較試験もあり，どうも消化管の閉塞部位が違うかもしれないのようです。上部の消化管閉塞はサンドスタチン®が効きにくいことはわかっていますが，この研究の対象はもともと効果の出にくい上部閉塞の患者が多く，より結果の出にくい患者を対象とした可能性があります。

　サンドスタチン®は国内で唯一「悪性疾患による消化管閉塞」に保険適用のある薬剤ですが，やや高価な薬剤です。使用する場合はその効果をしっかり判断して，効果がはっきりしない場合は中止することを念頭におくことも必要です。

患者に負担をかけない サンドスタチン®の具体的な投与方法

サンドスタチン®はもともとが人体にあるホルモンなので副作用がほとんどなく、使用しやすい薬剤です。「持続皮下注射」が保険適用ですが、この他の方法でも使用できます。投与方法と、やめ時についてまとめます。

サンドスタチン®の投与方法は持続皮下注射でなくてもよい

保険適用が持続皮下注射のみになっていますが、医学的には他の方法でも問題ありません。注射デバイスを増やすことが患者のQOLを落とす要因にならないよう、投与方法を工夫します。

▼サンドスタチン®の投与方法

投与方法	処方例	注意点など
持続皮下注射	サンドスタチン®100 μg 3A ＋生食7 mL、0.4 mL/時間	保険適用がある。投与のためにデバイスが追加になる。
単独で持続静脈投与	サンドスタチン®100 μg 3A ＋生食250 mL、10mL/時間	静脈が確保されており他の持続点滴のある患者では負担が少ない。持続皮下注射と同等の効果と考えられる。普通の入院中の患者には使用しやすい。
静脈・皮下注射を反復	・サンドスタチン®100 μg 1A＋生食20 mL 静注×3/日 ・サンドスタチン®100 μg 1A 皮下投与×3/日	持続点滴はないが静脈ルートはある患者に適している。血中濃度が維持されないので効果が減弱する。持続ルートが負担になりそうな時に向いている。

5 嘔気と消化管閉塞への対処

投与方法	処方例	注意点など
維持輸液に混注	維持輸液フィジオ® 500 mg にサンドスタチン® 100 μg 1A を混注×3/日	混注できない薬剤が含まれていないことを確認
高カロリー輸液に混注	高カロリー輸液にサンドスタチン® 100 μg 3A を混注	20％程度が失活する。混注できない薬剤が含まれていないことを確認

サンドスタチン®と他の薬剤との配合変化には注意が必要です。特に，リンデロン®，デカドロン®とあわせて用いると大部分が失活します。配合変化の組み合わせはそのつど違うので，毎回薬剤師に確認しましょう

｛サンドスタチン®の「やめ時」の判断｝

- 判断の1つの方法としては，CTか超音波で消化管の状態を確認します。消化管に消化液がほとんど貯留していなければ，一旦やめます。症状が再燃した時はまた再開できるようにします。

- 急にやめるのが患者にとって不安であれば，抗コリン薬であるブスコパン® 2A 程度に置き換えます。

サンドスタチン®は高額な薬剤です。
患者の負担も考えるとやめられるのであれば早めにやめたい，という薬に属します

ステロイドは消化管閉塞の開通に少し有効である

　ステロイドの消化管閉塞の再開通に対する効果については，ランダム化比較試験のメタ分析によって，「有効な傾向がある」と結論づけられています。

　消化管閉塞の治療開始時には，オピオイドなどの鎮痛薬，制吐剤とともにステロイドを使用すると，若干の治療効果の上乗せが期待できると考えられます。

方法　がんによる消化管閉塞を対象とし，ステロイドとプラセボを比較した3件のランダム化比較試験のメタ分析

結果
- デキサメタゾン6〜16mgのステロイドを用いた時の再開通のオッズ比は0.51（0.21〜1.23）で，有意ではないものの有効な傾向が認められました。
- 消化管の再開通を主要評価項目とするとNNT=6でした。
- 副作用の発現頻度は低く，生命予後には影響を与えませんでした。

> 6人に使うと1人に薬による効果があるという意味です〔→p.29〕

> メタ分析とは，いわば「分析の分析」です。複数の研究結果を収集し，結果を「1つにまとめて」統合します。ランダム化比較試験のメタ分析は，最も質の高い根拠とされます

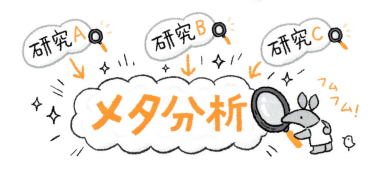

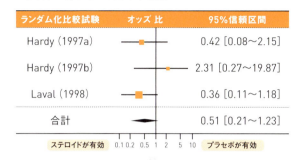

▼ステロイドの消化管閉塞の再開通に対する効果
（Feuer DJ, et al. 2000. より改変）

3件のランダム化比較試験をもとに，「ステロイドを使用すると，何倍の確率で（何人中何人に）再開通が得られるか」を数値化したものがオッズ比です。オッズ比が1を下回ればステロイドで再開通する率が高い，1ならプラセボと一緒，といえます

Feuer DJ, Broadley KE. Cochrane Database Syst Rev.2000;（2）:CD001219.

まとめ

　ステロイドは，その抗炎症作用によって閉塞部位の浮腫を軽減させ，また制吐作用により消化管閉塞の症状に効果があると考えられています。メタ分析の結果からは，再開通に対する効果は「有効な場合があるが，そうでない場合もある」くらいだといえます。

　ですから前述のサンドスタチン® と同様，ステロイドを使用する場合も，「とりあえずまず使う」のはいいのですが，その後効果をしっかりと判断し，効果がなければ投与を中止することが必要です。国内では，ベタメタゾン（リンデロン® など）4〜8 mg を 3〜5 日投与して，効果がなければ一旦中止するか，漸減中止することが一般的です。短期間の使用であれば大きな副作用は通常生じませんが，長期投与になると副作用が増加します。漫然と投与することは避けます。

患者にやさしい胃管の説明の仕方，使い方

　がんによる消化管閉塞の嘔気・嘔吐に対する処置として，経鼻胃管があります。鼻から胃までの 50 cm くらいの間に管（NG チューブ）を入れて，胃の中に溜まった消化液を身体の外に出す方法です。

　口から吐き出すものがなくなり，ある程度の水分を飲むことができるようになりますが，管を入れることで不快な感触が残ったり，移動が制限されるなどの欠点があります。

患者は「胃管体験者」か？

- 患者の「嘔吐」「胃管」についての思いを聴きます。患者の体験や認識を理解することはケアの糸口になります。

手術の時しんどかった

管を入れたら水が飲めないのでしょ？

管が入ったらもう抜けない

胃管を使わずに嘔吐することを好む人もいる

　患者によっては，胃管を使うよりも「自分で吐く」のが得意な人もいます（二日酔いでも自分で吐いちゃう人いますよね）。そんな時は，無理にこだわらずに，嘔吐できるような環境を整備します。

- 吃逆（しゃっくり），胸やけ，上腹部の膨満感，飲水後など嘔吐の傾向をアセスメントします。「そろそろ吐きそう」な頃合いに手助けできるようにします。だいたい，吃逆が出てきたり，「けぷっ」てなってくると"そ

ろそろ"です。

- 嘔気が助長されないように不快な匂いを避けます。嘔吐のある患者は匂いに敏感です。体位や換気など環境整備を強化します。

- 吐物は素早く処理します。ガーグルベースン，ビニール袋，タオルなどを準備しておきましょう。特に，吐物の匂いが残らないように，見えないように隠す，匂いを飛ばす，換気するなどが大切です。

細くやわらかいチューブを見せる

- 「胃管はずっと留置するもの」と思っている人がいますが，抜き差しを好む人もいます。症状の強い時や夜間にだけ入れるなど工夫します。

- 胃管は吐物の性状に合わせた種類を選択します。粘稠度が低ければできるだけ細い径のものにします（8～10Fr ファイコン® E-7 経管栄養用など）。また，術後に入れてしんどかったという体験のある人には細い径のものを使います。

  - 使用するチューブを直接見せ，触ってもらうのも有効です。

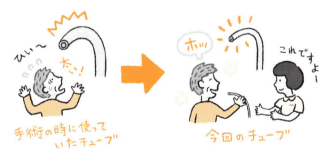

胃管挿入中だからこそ飲水・摂食できる

- 「胃管を入れたら絶飲食」ではありません。胃管が入っているから飲水できる場合もよくあります。「入っているほうが飲める」ということを伝えてあげるだけで救われる患者もいます。

- 患者や家族によっては，管から「栄養のあるもの」が入っているということだけで安心につながる時があります。医学的には

少しでも飲んでくれると栄養になります

疑問に思うことでも，患者の希望や気持ちを尊重します。現実を押し付けるのではなく，希望を支持しましょう。

- 飲水，摂食の形態，それにより得られる充実感を考えます。せっかく胃管が入ったなら，何か口に入れてみたいという人がいます。ものを食べたいという人は，「噛んで出す」だけでも充実感を感じることがあります。

> 例 かき氷，炭酸飲料 → 爽快感
> スープや流動食など温かいもの → 充実感
> するめなどを噛んで出す → 楽しみ

胃管挿入中でも嘔吐するのには理由がある

　胃管挿入中でも嘔吐するのは，あまり不思議ではありません。以下のようなことが考えられます。

- 消化管閉塞以外の原因（高カルシウム血症，脳転移など）が悪化していないかを確認します。カルシウムによるものならビスホスホネート製剤で下げ，脳浮腫ならステロイドを使います。

- ルートの閉塞がないかを確認します。吐物が粘稠だったり血液混じりだと詰まりやすくなります。

- 著明な肝転移により胃が圧迫されたり，胃全摘後などで内腔がない場合は，わずかな内容物でも嘔吐します。嘔吐の原因としては，特にこれが多いと思います。管は入っていてもスペースがないので，本当にちょこっとした量でも嘔吐反射が起きてしまうんですね。前駆症状（吃逆，時間間隔など）を観察し，定期的に吸引することが大事です。

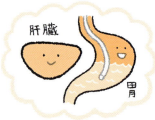
正常な状態

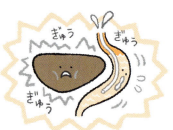
肝転移で胃が押されている状態

6 倦怠感を軽減する方策

リタリン®は倦怠感を改善しない

　精神賦活薬のメチルフェニデート（リタリン®）は倦怠感を改善しない，という研究結果があります。

　倦怠感や眠気を改善する薬剤として広く使われていたリタリン®は精神科領域での乱用の危険があるために規制され，国内ではほとんどの緩和ケアの診療場面から姿を消しています。しかし諸外国では変わらず使用され，倦怠感に対して最も研究された薬剤です。

対象 外来通院中の倦怠感のあるがん患者112名

方法 ランダム化比較試験
リタリン® vs プラセボ
「1日4回までリタリン®（あるいはプラセボ）を内服してよい」としました。

測定 8日目の倦怠感の程度をFACIT-F*で評価

結果 8日目の倦怠感改善の程度は，リタリン®群9.6 vs. プラセボ群7.5で両群ともに投与前に比べて改善しましたが，リタリン®にプラセボを上回る効果はみられませんでした。

＊FACIT-F（functional assessment of chronic illness therapy-fatigue）：慢性疾患患者の倦怠感を評価する尺度。倦怠感に関係する13項目の質問に対して0〜4の得点を付けた合計点で倦怠感の程度を評価する。倦怠感が強い方が得点が高く，最も高い点数が52点となる。

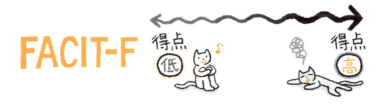

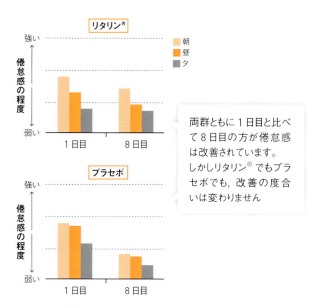

▲倦怠感に対するリタリンの効果（Bruera E, et al. 2006. より改変）

Bruera E, Valero V, Driver L, et al. J Clin Oncol.2006;24:2073-8.

まとめ

　臨床で効果がありそうに思えるリタリン®にそれほど効果がないという研究結果は，インパクトのあるものでした。一方で，両群ともに有意に倦怠感が改善したことから，非薬物的な方法でも（＝薬ではなく，看護ケアで）倦怠感が改善できる可能性が示唆されました。

　この研究では，患者全員に看護師が毎日電話をしていました。患者に倦怠感の程度を記録することを伝えたり，効果・副作用を確認するためです。そこで，この「看護師が毎日電話をする」ことが倦怠感に対して効果があったのではないか，という仮説が立てられました。これについて次頁で見てみます。

看護師による患者への電話モニタリングは，倦怠感を緩和する

「看護師が毎日患者に電話モニタリングをする」という非薬物的な方法により倦怠感は改善されるという研究結果があります。この研究は，前述〔→ p.61〕のリタリン® の倦怠感への効果をみた比較試験の結果を発展させて，行われたものです。

対象 進行がんで通院中の ESAS* で4以上の倦怠感のある患者 190 名

方法 ランダム化比較試験
以下の4群を比較，調査期間は2週間
リタリン® + NTI
リタリン® + CTI
プラセボ + NTI
プラセボ + CTI

結果 4つの群いずれも倦怠感が改善しました。リタリン® とプラセボに倦怠感の改善について有意な差は認められませんでした。NTI と CTI にも差がありませんでした。

> 研究の目的は，「リタリン® とプラセボの比較」とともに，「看護師による電話モニタリング（NTI）と，看護師以外の（普通の人の）電話モニタリング（CTI）の比較」を行うことです

> NTI, CTI ともに症状・副作用の確認が行われました。看護師によるNTI では，この他に精神的サポートや患者教育，支持的な対応を行いました

* ESAS（Edmonton symptom assessment system）：国際的に最も使用されている症状評価スケール。痛み，倦怠感，全体の調子（well-being）など10の項目について，最も症状が軽い0から最悪の10までの数値を患者に付けてもらう。

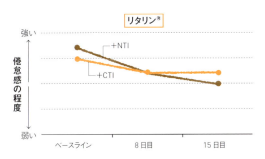

▲ NTI と CTI の比較：両群でリタリン® を使用
（Bruera E, et al. 2013. より改変）

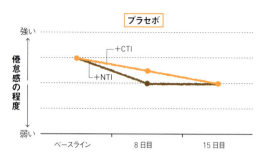

▲ NTIとCTIの比較：両群でプラセボを使用
（Bruera E, et al. 2013. より改変）

Bruera E, Yennurajalingam S, Palmer JL, et al. J Clin Oncol. 2013;31:2421-7.

・まとめ・

　倦怠感を治療目的にして精神賦活薬を用いることは，あまりエビデンスにかなった方法ではないようです。この研究で，「看護師の電話モニタリング」が，「普通の人の電話モニタリング」よりも効果があれば，「やったね！」となったと思いますが，今回は差がありませんでした。(誰でもいいので)症状をモニタリングすること自体に価値があるということか，あるいは，臨床試験に入って「注目度」が上がってケアが手厚くなったということなのかは今後の研究待ちです。

　いずれにしても，倦怠感に対しては非薬物的な緩和ケアが重要なことが示唆されています。つまり，看護師が症状をモニタリングし，その後に患者教育，症状に対する投薬などを組み合わせるケアが大切そうです。特に「倦怠感以外」の症状への対応をした点に注目です。「だるい」という訴えそのものへの対応ではなく，不眠，痛み，排尿…それに1つひとつ対応していくことで最終的に倦怠感が緩和される，このイメージです。

　看護介入そのものとしては，倦怠感に対してよく用いられるのは「エネルギー温存療法」です。「1日の生活の中で，前もって体力の配分を考えておく」「3つしたいことがあったら1日でやろうとしないで3日に分ける」など，体力の温存・配分を促すことで，「必要な時の体力をとっておく」という考え方です。

ステロイドは倦怠感を確実に改善する

デキサメタゾン（デカドロン®）あるいはベタメタゾン（リンデロン®）は，鎮痛，呼吸困難，嘔気・嘔吐，食思不振などの他，患者が「全体に元気になる」ことから倦怠感に対してもよく使われる薬です。倦怠感を主要評価項目としてデキサメタゾンの効果をみた比較試験によって，ステロイドで倦怠感が緩和されるかが検証されました。

対象 ESAS〔→p.63〕で 4 以上の倦怠感＋がんに由来する 3 つ以上の症状のある進行がん患者 84 名

方法 ランダム化比較試験
デキサメタゾン 8 mg/日 vs. プラセボ，14 日間

測定 15 日目の FACIT-F〔→p.61〕により測定

結果 15 日目の FACIT-F の倦怠感尺度はデキサメタゾン群で改善しました。

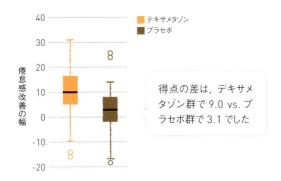

得点の差は，デキサメタゾン群で 9.0 vs. プラセボ群で 3.1 でした

▲倦怠感に対するデキサメタゾンの効果

Yennurajalingam S, Frisbee-Hume S, Palmer JL, et al. J Clin Oncol.2013; 31:3076-82.

まとめ

ステロイドが倦怠感を改善するかという（ちゃんとした）研究は，長い間されていませんでした。ステロイドを投与すると「何となく元気になる」ので，倦怠感にも効果があるのだろうと思われていましたが，倦怠感そのものを対象としたステロイドの効果を示した研究は，これが初めてでした。この研究結果によって，ようやくステロイドの投与により倦怠感が緩和されることが実証されました。

重要なのは，ステロイドが有効な持続期間はそれほど長くないことです。この研究からは，ステロイド投与後1週間で倦怠感の改善が得られ，2週間は効果が持続していたことがわかりますが，効果がずっと続くわけではありません。数週間，短い人では1週間程度，長くても病状が悪化するまでの数週間で，次第に効果が乏しくなってくることがほとんどです。このことは，ステロイドの使い方を考える上で非常に重要です。

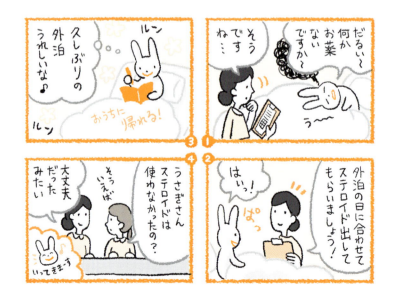

患者が「実感できる」倦怠感に対するステロイドの使い方

　ステロイドが有効な期間は限られています。倦怠感にステロイドを使う時は，使うタイミングが重要です。ただ「だるい」のを減らすために使うのではなく，「だるくてできないこと」を見つけて，それが「できるようなタイミング」で使うのが本当に患者のQOLを考えた使い方になると考えます。

｛ イベント前パルス療法 ｝

- 「だるい＝ステロイド（患者がだるいと言ったから，さあ明日からステロイド使う）」ではなく，まず「だるくてできない大事な行事」の日程を決めます。それに合わせて一番効果のあるタイミングでステロイドを投与します。

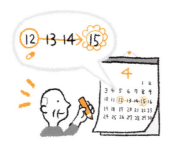

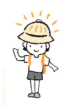

孫の入学式があるから，その日は元気でいたい

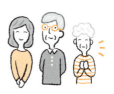

家に帰って，しばらく会っていなかった人たちと会いたい

もう一回うなぎを食べたい

ステップアップ式投与法

- 副作用が気になる時は，2 mg を 2 日の後，4～6 mg を 3 日といった「少量お試し期間」を設けます。特に，ステロイドの副作用によりせん妄が生じそうな高齢者や全身状態の悪い患者には，最初の 1 日は非常に少量にしておいて，せん妄が生じないことを確認しながら増やしていきます。特にだるさにステロイドを使う時は，万が一せん妄になってしまうと，「だるいだけ」だったのが「(明らかに) おかしくなった」ということになるので，副作用は起こさないようにしたいところです。

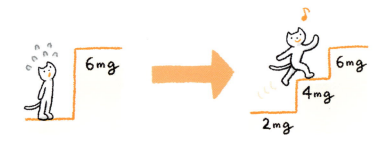

短期投与

ステロイドの効果は投与開始から 1 週間で判定できます。効果がなければスパッとやめて，だらだら投与しないようにします。

> 残された日数が少ない患者が，ある日突然話も通じないような混乱状態 (せん妄) に陥れば，大きな影響があります。
> 緩和治療は患者の苦痛を和らげるための治療です。とにかく患者に害を及ぼさない薬剤の使い方を意識することが重要です

臨床にいかすコツ

眠気（倦怠感）を生じる薬剤を減らす方法

　眠気は厳密には倦怠感（だるさ）ではないですが，似ているものと考えてここで扱います。「眠気が強く食事がとれない」などのように，眠気が患者にとって大きな問題になっている場合，薬を追加するよりも「眠気を起こしている薬をいかに整理するか」がポイントになります。効果のなさそうな薬を中止する，鎮痛補助薬を夜間に集中させる，などの方法があります。

眠気を生じる薬剤を整理する

　整理する薬としては，制吐剤，安定剤，オピオイド，鎮痛補助薬といったところです。やめられればやめる，やめられなくても「夕方から夜に時間を変える」が主な対応になります。

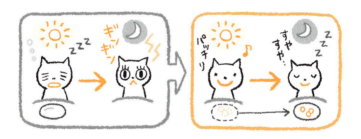

医師は薬剤を中止することに抵抗を感じる場合がありますが，投与時期を夜に変更するなどは受け入れやすいので，看護師からも相談しやすいようです

▼「眠気が強くて困る」時の薬剤の整理方法

眠気を生じている薬剤	方針	変更例
中枢性制吐剤 (ノバミン® 3T, トラベルミン® 3T など)	・嘔気がなければ中止・減量する ・夕・眠前の投与にする ・半減期の長い薬剤の眠前投与に変更する	(1) ノバミン® 5 mg 1T 眠前 (2) トラベルミン® 2T 夕・眠前 (3) ジプレキサ® 2.5 mg 1T 眠前
抗不安薬 (デパス® 0.5mg 3T など)	・短期間の内服なら中止・減量する ・半減期の長い薬剤の眠前投与に変更する	(1) デパス® 0.5 mg 2T 朝・眠前 (2) リボトリール® 0.5 mg 1T 眠前
鎮痛補助薬 (リリカ® 200mg 朝夕など)	・夜間の投与に集中させる	リリカ® 50 mg 朝, 150 mg 眠前
オピオイド (オキシコンチン® 60 mg 分2, 疼痛時: オキノーム® 10 mg など)	・日中のオピオイドを減らして非オピオイド鎮痛薬を使用する ・神経ブロックを併用する	(1) オキシコンチン® 15 mg 朝⬇ オキシコンチン® 30 mg 眠前 疼痛時:日中(下記のいずれかを使用) オキノーム® 5 mg ⬇ アセトアミノフェン 1 g New ロキソニン® 1T New 疼痛時:夜間 オキノーム® 10 mg (2) オキシコンチン® 40 mg/日 ⬇ ロキソニン® 3T/日 New アセトアミノフェン 3 g/日 New 疼痛時:オキノーム® 5 mg (3) 神経ブロックを一番痛い部位に追加し, 日中のオピオイドを減量

> オピオイドを開始した時の制吐剤は, いらなくなっていても Do 処方になっていることがあります。ノバミン®やトラベルミン®は中止できることが多いです。「時々抜いてみて, 変わりなければやめる」でもOKです。眠前に移すのでも構いません

> オピオイドや鎮痛補助薬は, 朝の分を夜にまとめることができます

⬇:減らした薬剤, New :追加した薬剤

第 2 章
精神的サポート，家族へのサポート

1. QOLって本当は何のこと？
2. 希望を支える
3. 患者の「負担感」と「迷惑」
4. スピリチュアルケア

緩和ケアにおける精神的サポートの目標とは何でしょうか。
それを知るためには，目の前の患者にとってのQOL，希望，そして望ましい最期（good death）とは何なのかを考える必要があります。
全員に当てはまるエビデンスはありません。しかし，医療者が考えるQOLや希望と患者の求めるQOLや希望の違いを知ること，その患者にとってのgood deathについて考えることは，ケアの大きなヒントになるはずです。

1 QOLって本当は何のこと?

医療者からみた「いい QOL」と患者の「いい QOL」は違う

　回復が望めない(死が避けられない)状態で,患者からみた「望ましい QOL」(最近だと quality of death and dying,あるいは good death=「望ましい最期」といわれます)は,どのようなものなのでしょうか。

　米国で行われた 2 つの研究結果は,患者からみた good death と医療者が考える(患者にとっての)good death の違いを明らかにしています。

対象 患者・遺族・医師・看護師・MSW など 75 名

方法 質的研究(フォーカスグループとインタビュー)

結果 good death について医師は身体的側面を挙げましたが,患者・遺族・看護師はより広範な要素を挙げました。ほとんどの患者は「他人の役に立つ」ことが望ましい最期に重要だとしましたが(米国の元軍人を対象としたので特徴的だと思われますが),医療者は誰も「他人の役に立つことが患者にとって大事」とは気付きませんでした。

▼患者が考える good death の構成要素

- 苦痛が緩和されている
- 意思決定が明確である
- 死に対する心構えができる
- 人生を完成させることができる
- 他人の役に立つ
- 人としての尊厳を保つ

もし死が避けられないとしたなら,あなたにとって重要なのはどのようなことですか?

Steinhauser KE, Clipp EC, McNeilly M, et al. Ann Intern Med 2000; 132: 825-32.

対象 患者・遺族・医師・看護師・MSW など 1,462 名

方法 質問紙調査（質的研究の結果の一般化可能性を確認するための研究です）

結果 米国人の考える good death の構成要素を明らかにしました。患者と医療者では構成要素に差がみられました。例えば，「疼痛がないこと（痛くないこと）」は患者も医師も 90％以上が重要だとしましたが，「意識が明瞭であること（眠くならないこと）」は患者は重要だと思っていましたが，医師はあまり重要だとは考えていませんでした。

▼ good death について，患者と医師の違い

	患者	医師
疼痛がないこと	93%	99%
病状についてよく知っていること	96%	88%
心構えをしておくこと	84%	79%
人生が完成したと思えること	80%	68%
意識が明瞭であること	92%	65%
負担にならないこと	89%	58%
他人の役に立つこと	88%	44%

患者と医師が「重要と考えること」には，明らかな差がみられます

level B　Steinhauser KE, Christakis NA, Clipp EC, et al. JAMA 2000; 284: 2476-82.

まとめ

「回復すること」を前提とした QOL では個人差はあまりありません。元気に，痛いところもなく，自分で自分のことができて，お金に困らず…。

しかし，「死が避けられないとしたならば，何を望むのか」は個人による差が大きくなります。患者にとっての good death を考えるためには患者自身が「これが自分には大事だ」と考えていることを知ることが不可欠です。

日本人にとっての good death（グッドデス）

　日本でも「望ましい最期（good death）」について大規模な研究が行われ，日本人にとっての good death は 18 の領域から成り立っていることが示されました。

対象 ▶ 日本人の患者 5,000 名と遺族 794 名のうち，回答の得られた患者 2,548 名と遺族 513 名

方法 ▶ 郵送法による自記式質問紙調査
質的研究で得られた good death の要素について「必要でない」～「絶対に必要」で回答

解析 ▶ 因子分析

結果 ▶ 日本人にとっての good death は 18 の領域が含まれることが示されました。

▼ 日本人の good death の領域

A. 多くの患者が共通して希望するもの	B. 重要視するかあまり重要でないと考えるか，個人によって分かれるもの
・苦痛がない ・望んだ場所で過ごす ・医療者を信頼できる ・希望や楽しみがある ・負担にならない ・家族とよい関係でいる ・自分のことが自分でできる ・落ち着いた環境である ・人として大事にされる ・心残りがない	・自然なかたちである ・伝えたいことが伝えられる ・生きている価値を感じる ・病気や死を意識しないで過ごせる ・できる限りの治療を受けられる ・他人に弱った姿を見せたくない ・先々のことを自分で決められる ・信仰に支えられる

AとBの区別は便宜的です。「80%以上が重要であると答えたもの」がAに，「それ以外」がBとして分類されています。Aは core 10（コアテン），Bは optional 8（オプショナルエイト）と呼ばれます
AよりB（個人差がある方）が大切です

1 QOLって本当は何のこと？

level B

Miyashita M, Sanjo M, Morita T et al. Ann Oncol 2007; 18: 1090-7.

まとめ

医療者にとって最も大事なのは，good deathの構成概念が何を指しているのかをおおまかにイメージしておくことです。「苦痛がない」「自分のことが自分でできる」「病気や死を意識しないで過ごせる」とはどういうことなのか，イメージできるでしょうか。

また，「もし死が避けられない時には，何を大事だと思うだろうか。それはgood death概念のどこに該当することが多いだろうか」と，自分で（または友人家族と）一度考えてみて下さい。きっと，自分と他の人の大事にしていることの違いに気が付くはずです。自分の価値観に基づいたgood death（あなたにとってのgood death）がどのくらい普通の人のgood deathと同じかを理解しておくことは，（"医療者としての価値観"をとりあえず横において）患者自身が大事にしている事柄に気が付く助けになるはずです。

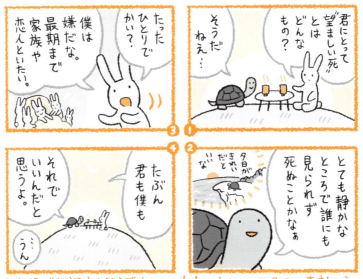

▶次ページから日本人ならではのgood deathについて，みていきましょう。

根拠を踏まえたルール

日本人のgood death
1 他人に弱った姿を見せたくない

「最期の時は家族に見守られる」のが普通と思われるかもしれません。しかし少なくない頻度で「最期の時は家族はいない方がいい」「苦しい姿は家族には見せたくない」と希望される患者がいます。QOLの要素に「立って歩ける」ことがあるのと同じように，good death に「他人に弱った姿を見せたくない」ことが含まれます。

そう考えるならば医療者は，患者の「苦しい姿は見せたくない」という希望をただのニードとしてではなく，正面から医療者が取り組むべきQOLの問題として直視することができるでしょう。

「他人に弱った姿を見せたくない」とはどういうことか

- 他人から同情や憐れみを受けないこと
- 容姿が今までと変わらないこと …など

こんな姿で知らない人に会うのは嫌だから，最期の時も誰も入れないようにしてね

医療者として配慮できること

- 美しくいられる配慮をします（病衣でなく自分の服，化粧，化学療法時のかつらなど）。
- 診察やケアをする時に，人前で胸やお腹を出さないようにします。
- 容貌に影響しそうな薬物（ステロイドなど）については慎重な配慮を。ステロイドを1か月以上使用すると，30％程度の患者でムーンフェイスを生じます。
- 苦しい時，弱った姿を必要以上に人に見せないようにします（回診は少ない人数で行う，近所の人のお見舞いはナースステーションで断る，など）。

1 QOLって本当は何のこと？

根拠を踏まえたルール

日本人のgood death
2 心残りがない

患者が人生において何を重要と思ってきたか，何をしておきたい，残したいと思っているかは，日常の何気ない会話からヒントが得られることがあります。言葉の中に「しておきたいこと」が浮かび上がってきたら，それに合わせて治療スケジュールを調整するなどの配慮ができます。

「心残りがない」とはどういうことか

- 家族が悔いを残さないこと
- やりきったと思えること　…など

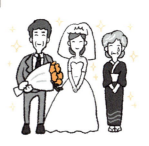

娘の結婚式で，父親として挨拶をしたい

医療者として配慮できること

- 患者が何を人生の重要な課題と思っているかを考えてみましょう。
- この価値観をもっている人は「あとどれくらい生きられるか」という質問をすることが多いです。その場合，(残りの人生の) 長さではなく，「したいことができるか」に焦点を当てます。

    例 「あと○か月です」ではなく
    「何かやりたいことがありますか？」

  > 「あとどれくらい生きられるか」の言葉の裏には，「やりたいことを達成する時間があるか」という意味が含まれる場合がほとんどです。予測された時間そのものが大切なのではありません

- イベントの日に合わせて体調管理を行う。

    例
    - 3日前からステロイドを投与する。
    - 当日朝にアセリオ®，ロピオン®を点滴する (鎮痛のため)。
    - 点滴投与している鎮痛薬を内服か貼付剤へ変更する。
    - 当日難しそうなら，その代わりにできそうなことを一緒に考える (行くのではなく来てもらう，など)。

77

日本人のgood death

根拠を踏まえたルール

③ 病気や死を意識しないで過ごせる

「心残りのないようにしたい」と思う人がいる一方，「死を意識せずに過ごしたい」と思う人もいます。

「病気を意識しないで過ごしたい」と思っているのに病気のことばかり尋ねられるのは，医療者が逆につらさを増してしまっていることになります。口数の少ない患者でも，ベッドサイドの写真をきっかけにした孫やペットの話題なら生き生きと話すなどの経験はよくあるでしょう。病気から一歩引き「患者が主人公になる」話をするのもケアの1つです。

「病気や死を意識しないで過ごせる」とはどういうことか

- 楽しみになることがあること
- 明るさ，希望を失わずに過ごすこと …など

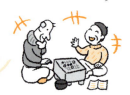

明るく過ごしたい

医療者として配慮できること

- 患者の楽しみになっていることを続けられるようにしましょう。
- 「何かいい情報」があればすぐに伝えます。
- 「痛みはどうですか？」だけでなく，病気を意識させない会話もしましょう。

  例「今日はいい天気ですねぇ」「昨日のサッカー，どっちが勝ちました？」（ベッドサイドにある写真を見て）「この子，かわいいですねぇ」

  > 医療者は「悪い情報」はすぐ伝えようとしますが，「CRPが下がった」などの「いい情報」を伝えるのは後回しにしがちです。「問題なかったですよ」という一言でも先に伝えましょう

- 知りたくないことはあえて伝えないという覚悟が必要な時もあります。

  > 「自分は悪いことは知らなくても，家族がしっかりわかってくれていたらいい」とはっきり言う患者もいます。病気や死を意識せずに過ごすことが本人の希望ならば，あえて伝えないこともケア方針の1つではないでしょうか

1 QOLって本当は何のこと?

日本人のgood death
4 できる限りの治療を受けられる

医療者からみると「この状態ではこれ以上無理じゃないか」と思われる状況でも「手術できませんか?」「抗がん剤使えませんか?」と言われた経験はありませんか。これは病状を理解していないわけではなく,(本当に理解が不十分なこともありますが)「できることは全てやっておきたい」気持ちが根底にあると考えられます。この「がんばりたい」と思う気持ちを,どう手当てするか(どう支えるか,どう認めるか)が大切なところです。

「できる限りの治療を受けられる」とはどういうことか

- やるだけの治療はしたと思えること
- 最後まで病気と闘うこと …など

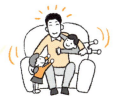

たぶん覚えていないと思うけど,何となく「がんばってたお父さん」という印象を残してやりたい

医療者として配慮できること

- セカンドオピニオン,病態の専門医(肺炎なら呼吸器専門医など)の診察を提案する。
- 「やっても無駄」「無理です」と言わず「できるだけのことを考えてみます」「やってみて効果をみていきましょう」と,一緒に最善の方法を考えます。
- 苦痛を和らげるだけでなく,「多少苦しくても意識を保ってがんばる」価値観も大切にしましょう。

明らかに患者の不利益になる治療でなければ「やってみる」ことも必要な時があります。特に輸液や酸素投与は害になることは少ないので,希望を支える手段になります

少しうとうとしたら楽なのに…と思うこともありますが,薬,薬,で苦痛を緩和することよりも,患者のがんばりに少し付き合うこと,寄り添うことが求められる場合もあります

日本人のgood death
5 伝えたいことが伝えられる

根拠を踏まえたルール

　患者の病状が進行し余命2～3週くらいと予測した時,多くの場合,家族へ状況をお話しします。その時に注意したいのは「予測される命の長さ」と「コミュニケーションがとれる時間」は違う,ということです。

　ほとんどの方は徐々に意識が混濁して話ができなくなり,最期の時を迎えます。看取りの経験がない家族には,そのようなイメージはできないので,「あと2週間」と言われれば「2週間は話ができる」と思いがちです。だからこそ「会っておきたい人」「伝えておきたいこと」「してあげたいこと」がないか,話ができる時間は思っているより短いかもしれないので早めに考えておいた方がよい,といったアドバイスが重要になります。

「伝えたいことが伝えられる」とはどういうことか

- 周りに感謝の気持ちがもてる
- 死に対して心の準備をしておく　…など

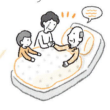

十分お別れを言う時間がもてたのでよかったと思います

医療者として配慮できること

- 家族にも心構えの時間がもてるように関わります。特に外来は患者だけと話すことが多いので,定期的に家族とも面会する機会をもちます。
- (残りの生命の)長さではなく,「意識があってお話しできる時間」や「体力があってどこかに行ける時間」を伝えます。
- 家族のしたいこと,患者にしてあげたいことを考えてみましょう。

(日も限られてきていますが)ご家族として「どうみてあげたい」「どうしてあげたい」というご希望はありますか？

QOLの個別性を考えるキーワード

> （これを読んでいる）あなたは
> 何を大事にしているかを考えてみる

　死を前にした患者の「QOL で大事なもの」を考える上で，個別性は欠かせないキーワードです．価値観が多様になり，「ええっ？」と思うことに価値をおく人たちは増えています（筆者も「ええっ？」と思われる1人かもしれませんが）．まず，あなたがもし死ぬとしたら「これは譲れない！」というものを5つ（3つでも2つでも1つでも）書き出して，その答えを看護師として患者から言われたらどう思うか考えてみて下さい．それが「個別性」を理解する第一歩です．

　「ええっ？」と思うか，それとも「ありだよね」と思うでしょうか．友人や同僚ならどう思うでしょうか．「あなたらしいね」と言ってくれるでしょうか．

> 「何を大事にしていますか？」と聞くこと

　臨床では，この人は何を一番大事にしているのかなと考えることが重要です．筆者が研修医の時，ホスピスに入院する方には最初に，「これから受け持ちをさせていただく森田といいますが，もしよろしければ，"これが私にとっては大事"，"ここは大事にしてほしい"，"これは譲れない"ということがあったら教えて下さいますか」と聞くよう指導を受けました．答えは本当に様々でした．

　「私はホスピスに来たけど，死ぬって思ってないから先生も死ぬって思わないでみて」「年寄りだからって適当にみないで若い人と同じように真剣にみて下さい」「痛くさえなければいい」「（直前に出産した）子どもの顔を見てから死にたい」「皆に迷惑かけたって感じじゃなく，あの人いい人だったねって思われるように過ごしたい」…．人間としての生き方や望ましい最期が，この質問の答えに詰まっています．

　「痛みはありますか？」「あります」「10点満点で何点ですか」「う～ん…5点？」などの受け答えよりも，はるかに人間の奥深さを感じさせます．

｛トレードオフ｝

QOL や good death を評価するスケール，尺度では，項目毎に点数を付けます。しかし実際上は，この点数はトレードオフ (trade-off：一方を得るためには他方を犠牲にせざるを得ない関係) です。つまり，「眠くない―痛くない」は「あちらを立てればこちらが立たず」という関係で，完璧な両立は難しいのです。

臨床においては，個々の患者でトレードオフのバランスが今いい状態になっているかどうかを探ろうとするイメージが重要です。

｛「ずっとずっと大好きだよ」｝

個別性の話からは少し逸れますが，大切なことをもう1つ。

日本人の good death の要素として，「伝えたいことが伝えられる」ことを挙げました。『ずーっと ずっと だいすきだよ』[1] という絵本には，家族が死を予期してふるまうことの重要性がとてもよく書かれています。

きょうだいはエルフィーという犬を亡くしますが，弟はエルフィーが亡くなった後少し気持ちが楽だった，それは，「ぼくは，エルフィーに，やわらかいまくらをやって，ねるまえには，かならず『エルフィー，ずーっと，だいすきだよ』っていってやった」からだと書かれています。彼のお兄さんや妹もエルフィーが大好きでしたが，好きって言ってあげられなかった…。

家族にとって患者に何か伝えることができることの重要性をよく伝えている絵本です。

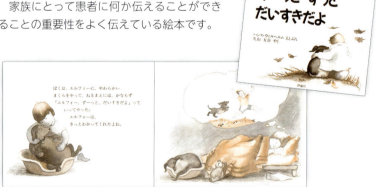

▲『ずーっと ずっと だいすきだよ』〔文献1）より許諾を得て転載〕

1) Hans Wilhelm (1985) ／久山太市 訳 (1988)：ずーっとずっとだいすきだよ. 評論社.

2 希望を支える

患者は「平均値」ではなく「私個人」のことを知りたい

　医療者は，がんの告知や進行・再発などの悪い知らせを伝える時，「事実を伝えなければならないが，同時に患者の希望を失わせたくない」というジレンマに陥ります。では，実際に伝えられる側の患者は，どのように伝えてほしいと思っているのでしょうか。

　イギリスで行われた予後の望ましい伝え方についての研究からは，悪い知らせを伝えられる側の患者からみて特に大事なことは「現実的であり，個別化したケア」であることがわかります。

対象 遠隔転移を伴うがんと診断されて6週間〜6か月後の患者126名

方法 予後についての話を伝えられる時の，望ましい伝え方についての質問紙調査

結果 下記の表を参照

▼予後についての話をする時に，90%以上の患者が望むこと

自分の将来について現実的であってほしい	98%
個人として，自分のことを知ってほしい	98%
質問する機会がほしい	98%
個人として，どのような結果になるか教えてほしい	96%
生活に影響する症状について教えてほしい	94%
自分がどう感じているか常に気にしてほしい	93%
できることとできないことをしっかり教えてほしい	92%
話した内容のまとめをしてほしい	90%
最初に自分に伝えてほしい	90%

「現実的であってほしい」には，日本との文化の違いもあるかもしれません。がんと診断されてまだ日が浅い患者が対象なので，より現実的であることが重視されているとも考えられます

▼予後についての話をする時の医師の言動として，
　希望を与えると思うこと

最新の治療を受けられる	90%
痛みはコントロールできると言われる	87%
患者のがんについて知っていることを，全て明らかにする	87%
全ての治療オプションを伝える	83%
時々はユーモアがある	80%
全ての質問に答えてくれる	78%
チームとして一緒に治療していくことを伝える	78%
日々医療は進歩していることを伝える	75%
生きる意志が結果に影響すると言う	74%

Hargerty RG, Butow PN, Ellis PM, et al. J Clin Oncol. 2005; 23: 1278-88.

まとめ

　医療者に対して「正直に自分と向き合ってほしい」「本当のことを教えてほしい」(うそは言わないでほしい，ごまかしたりしないでほしい)と願っている患者は少なくありません。

　また，多くの患者は「私の場合はどうなのか？」が大事と考えています。医療者は，「この疾患ならこの治療で，こういう経過が予測されて…」と一般的な疾患の経過を頭に描きます。しかし，患者が知りたいのはそのような情報よりも，「自分の場合」です。

　同じ疾患でも，個人の背景により治療目標も，生活への影響も異なります。個人として患者を理解し，個人に合った治療やケアを組み立てること，そして「多くのがん患者の中の1人」ではなく，「○○さん」という1人の人として患者と向き合う姿勢を忘れないようにしたいものです。医師の一般的な説明の後，看護師が患者にとっての意味を一緒に考えていくこと，例えば「動けなくなるということは○○がしにくくなるということですが，(あなたの場合)困ることは何ですか」と患者と一緒に考えていくことが大切です。

「希望」とは何か―現実とかけ離れていても希望をもつことに意味がある

　病状について何度も説明しているのに，「できもしなさそうなこと」について尋ねられることはありませんか。「いつになったら治るんでしょうか」「早く旅行に行きたいなぁ」「来年には治っているかなぁ」。何度説明を繰り返しても，その患者はまた同じ言葉を繰り返すかもしれません。

希望には「特定の希望」と「一般的な希望」の2つがある

特定の希望（specific hope）：何か特定の出来事や状態の希望

　具体的な出来事や状態のことを指します。例えば「病気が治ること」「○○に行くこと」「○○と会うこと」「つらい症状がないこと」などで，望みの程度は小さいものから大きなものまで幅広く，実現の可能性も低いものから高いものまで，幅広く含まれます。一般的に「希望」といわれて思いつくのはこちらです。

一般的な希望（generalized hope）：先々に関する漠然とした期待

　具体的な希望以上に大切です。これは「将来に何かよいことがある」という漠然とした期待です。"sense of open-endedness（制限のない思い）"，つまり現実的にとてもあり得なさそうなこと，例えばeternal life（永遠の命）や，空を飛んでみたい，という願いでも，「そうだったらいいのになぁ」と思う気持ちをもつことは，不自然なことではなく誰しもがもつものです。「明日は（何が起きるかはわからないけれども），今日よりも何かよいことがあるに違いない」と思えること，これは生きていく上で欠かすことができません。

　私たちについても同じです。私たちは何か「希望」をもっていますが，40年後に振り返ってやっと達成される（かもしれない）ようなことや，可能性としては低いものも多いでしょう。それでも私たちが生きられるのは「いつかそうなるかも」という漠然とした希望があるからです。

Grunfeld EA, Maher EJ, Browne S, et al. J Clin Oncol. 2006; 24: 1090-8.

希望があることと,理解のなさとは異なる

▼「希望」と「理解のなさ」

	希望	理解のなさ
定義	説明された上で,現実とつり合わない希望をもつこと	説明されていなかったり,説明を誤解していること
原因	不安から心を守る自然な働き	説明の不足
対応	希望と現実のバランスをとる(「希望」をなくしてはいけない)	「どういうところがわかればいいですか」と尋ね,追加で説明する

将来の一番いいことを期待しつつ,もし悪い方向に行ってもあわてないように準備しておく

　一番よいことを希望しながらも,一番悪いことに備える(Hope for the best, and prepare for the worst)のは相反することのように思えますが,終末期の話し合いをする時には,この両方を考えておくのがよいといわれています。多くの終末期がん患者は「治りたい」という希望をもちながら,どこかで「死が近づいているかもしれない」という気持ちももっています。人間だけが,このようなアンビバレントな(相反する)ことを矛盾せずに同時に行うことができます。

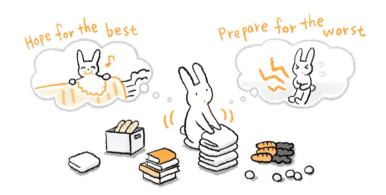

Back AL, Arnold RM, Quill TE. Ann Intern Med. 2003 ;138: 439-43.

🔖 まとめ

　何度説明しても，実現できそうにない希望を患者が繰り返して話す時，純粋に理解ができていない場合と，心理学的には「否認」と呼ばれる防衛機制が働いている場合があります。否認は，悪い知らせを伝えられた衝撃や不安から心を守るために，現実を意識しないようにする正常の心理反応です。つらい現実に直面化することを避けて，とてもあり得ないと思われるような希望でも，その希望を描いていることが，気持ちの穏やかさを保つように働いているのです。

　1人ひとりの患者それぞれのもつ希望を知り，そこに医療者の目標を一致させることが望まれますが，患者に希望を尋ねてみても非現実的なことばかりで，現実的な目標を共有することができない，ということもよくあります。

　「否認」が働いているのかな？ 本当は心配に思っていることがあるんじゃないのか？ もう一歩踏み込んで気持ちを知りたい時，"Hope for the best, and prepare for the worst" を思い出してみましょう。「もしも，一番希望するような結果にならないことがあったとしたら…」と仮の話として問いかけてみます。患者がとてもそんなことは考えられない気持ちなら，それ以上追及することは避けます。逆に，これまで口にできなかった心配事や不安，気になっていることを表出された時には，それを糸口にして現実的な希望や目標を見つけることができるかもしれません。「もし具合が悪くなったとしたら…」のような聞き方は，if statement といわれる表現上のテクニックの1つです〔→ p.179〕。

　患者のもつ希望は様々で，希望のもつ意味も1人ひとり異なります。私たちは真摯に患者と向き合い，希望のもつ意味を理解する努力をしなければなりません。

　希望は生きていく上で万人にとって重要で，終末期患者でも（「非現実的」でも）希望をもつ「権利」があります。

「希望をもちながら心の準備をする」ための具体的な方策

患者と家族が望むQOLの一部として重要な「希望をもちながら心の準備をする」ことを叶えるためには，具体的にどのようなケアが必要とされているのでしょうか。遺族調査の結果から，ケアの指針を考えてみます。

対象 ホスピス・緩和ケア病棟を利用したがん患者の遺族 454 名

方法 郵送法による自記式質問紙調査
「希望をもちながら心の準備をする」ことに関連する医師・看護師の行動（態度・説明）を同定しました。

結果 下記の表を参照

▼「希望をもちながら心の準備をする」ことに関連する医師・看護師の行動

目的変数 医師・看護師 の行動	「希望をもちながら心の準備をする」ことができた オッズ比	心の準備をすることができた オッズ比	希望をもつことができた オッズ比
状態のよいうちから「しておいた方がよいこと」について相談にのってくれた	3.9	2.6	2.3
代替療法（民間療法）の相談にのってくれた	3.1	2.2	
心の準備に合わせて説明してくれた		2.6	
体力をつけることに役立ちそうな方法を考えてくれた			1.9
可能な目標を具体的に考えてくれた			1.9
「何もすることはない」と言われた		0.5	0.32

この研究でオッズ比が示すのは,「患者が希望をもちながら心の準備をすること」と,「医師・看護師の行動」との関連の強さです。例えば「体力をつけることに役立ちそうな方法を考えてくれた」と解答したものは,そうでないものに比較して,「希望をもつことができた」と回答する確率が 1.9 倍であることを示しています

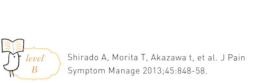

level B
Shirado A, Morita T, Akazawa t, et al. J Pain Symptom Manage 2013;45:848-58.

まとめ

　この研究の結果から導き出された「希望をもちながら心の準備をする」ことに役に立っていた医療者の言動について,具体的に考えてみましょう。

　進行がんの患者は,ADL の低下がみられ始めてからの病状悪化が急速です。やりたいことを先延ばしにしているうちに全身状態が悪化してしまうことはよく経験します。「気になっていることがあれば,早めに準備しておいた方がよい」というアドバイスが役に立つことがあります。これは,「状態のよいうちから,しておいた方がよいことについて相談にのる」具体例の 1 つです。

　また,代替療法について家族から相談を受けた時,良い悪いの判断が必要なのではなく,悩んでいる気持ちを知ってほしいということが多々あります。家族の切実な「少しでも患者に何かしてあげたい」という気持ちが代替療法の希望となっていることへの理解が必要です。

　「何もすることがない」というのは,どの研究でも登場するキーワードです。抗がん治療としては「もう治療の手段がない」という意味であっても,患者・家族の多くは何もできない＝見捨てられた,という気持ちになります。患者の状態をできるだけよい状態に保つための治療やケアの工夫は必ずあります。「何もすることがない」とは決して言わないようにしましょう。

根拠を踏まえたルール　希望を支えるための考えの筋道

　患者の希望を支えるために，医療者はどのように考え，行動すればいいのでしょうか。1つの筋道を考えてみます。

まず行うこと

- 患者の希望を共有する。患者の言葉「…たい」が糸口になります。
- 一見実現困難であっても，患者の生きる意味を支えるものであれば，否定せず支持します。
- 現実的な準備をしつつ「宝くじが当たる」のに近いような希望をもつことは，悪いことではありません。

> がんの特効薬が開発されればいいのに…

> この化学療法が劇的に効くといいなぁ

> リハビリをがんばって，歩けるようになりたい

> そうなるといいです

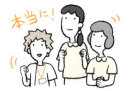

次に行うこと

- 「最善を期待し，最悪に備えること」を提案します。

> 私たちも，この治療の効果があることを期待しています。今できる最善の治療であると考えています

> ただ，もしもの話なのですが，仮に効果が思ったほど出なかったとしたら，何か準備しておきたいことや，心配なことはないですか？（if statement）

さらに，具体的に行動する

- 大きな目標に優先順位をつけます。
- 小さい実現可能な希望に分けて，目標を立てます。

  例 旅行が最終目標なら，まずは車椅子での散策を目標に。そのために「車椅子に座る」ことを最初の目標にする。

- 毎日「今できること」を積み重ねて，目標を「達成できるかもしれない」と思えることが大事です。

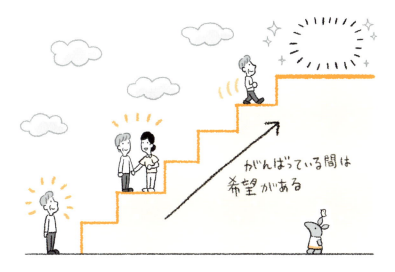

実現可能な目標は，患者の心の準備に合わせることが必要です。
例えば，下肢麻痺で寝たきりになってしまい再び歩けるようになることを目標に日々リハビリをがんばっている患者さんが「もう歩くことは無理なので，車椅子を目標にしましょう」と言われても，すぐには受け入れ難いでしょう。実現可能な目標を提案することが医療者の押し付けにならないように注意しましょう

3 患者の「負担感」と「迷惑」

日常生活を支えるケアのなかに,患者の負担感を和らげるものがある――家族が教えてくれること

患者の抱える「迷惑をかけてつらい」という負担感は,終末期患者の多くが経験する苦悩であり,QOLに大きな影響を与えます。医療者はこの「負担感」をどのようにとらえたらいいのでしょうか。そして,この「負担感」を和らげるにはどのようなケアが有用なのでしょうか。遺族調査の結果からは,日常生活を支えるケアなど,経験的に推奨されているケアの有用性が示されました。

対象 ホスピス・緩和ケア病棟を利用した患者の遺族 429 名

方法 郵送法による自記式質問紙調査

結果 患者の半数以上が,「人に迷惑をかけてつらい」と考えていました。また,負担感に対するケアの有用性が明らかになりました。

> 45％以上の遺族がとても役立つと評価したケアは,「日常生活で負担感を感じさせない何気ない生活支援をする」「患者のやりたい気持ちを支える」のカテゴリに属していました

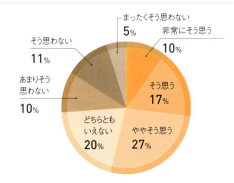

▲「患者さんは,人に迷惑をかけてつらいと感じていましたか?」

▼遺族からみた負担感に対するケアのカテゴリ（因子分析による）と有用性

負担感に対するケアのカテゴリ	有用性
患者が自分のことを最大限できるようにする	
・力を最大限いかせるよう，部屋の環境を調整する	38%
・機能維持のためにリハビリテーションや補助具を調節する	26%
患者のやりたい気持ちを支える	
・患者のがんばろうとする気持ちを支える	45%
・「がんばられてますね」「がんばられましたね」など励みになる声をかける	39%
・患者が自分でやりたいことは時間がかかってもやりとげられるよう見守る	29%
日常生活で負担感を感じさせない何気ない生活支援をする	
・動く妨げになっている症状（痛みなど）を和らげる	53%
・排泄物は患者の目につかないよう速やかに片付ける	52%
・1つの方法だけでなく，いろいろな方法から患者が選べるようにする	45%
・手の届く範囲に日常使うものを配置する	39%
・看護師を呼ばなくていいように必要な頃合いを見計らって何気なく訪室する	39%
・あわただしく忙しい様子にしない	35%
・PHSの呼び出し音を患者に気付かれないように小さくしておく	29%
「してもらっている」と感じない言葉を使う	
・「してほしいことありますか？」ではなく「私たちができることはありますか？」と聞く	42%
・「お手伝いさせていただいてありがとうございました」など感謝を伝える	35%
・「〜してあげる」という言葉を使わない	35%
今まで「してあげていたこと」が続けられるようにする	
・「お子さんにとって大切なお母さんですね」など患者は変わらないことを伝える	36%
・今まで大切にしてきたことが続けられるよう配慮する	33%
・今までにしてきた家族や社会への貢献などについてゆっくり振り返る機会をもつ	27%
・自分がしてきたことが将来に引き継がれていくことを一緒にする	24%
「違う見方」を紹介する	
・「誰もが皆，いつか他人の手を借りることになるのでお互い様です」と伝える	32%
・「お世話になってしまって…」という気持ちが優しさの表れであることを伝える	29%
・「人生の中で人の手を借りるのは短い時間に過ぎない」など，他の見方を示す	28%

「ケアの有用性」は，遺族が「とても役立つ」と答えた割合を示しています。

level B

Akazawa T, Akechi T, Morita T, et al. J Pain Symptom Manage 2010;40:224-34.

まとめ

　入院中の環境では，患者の日常生活を支える看護行為1つひとつの工夫をすることで，患者の「負担をかける」気持ちを和らげることができます。患者が「迷惑をかけてつらい」と訴えた時，まずは患者の気持ちを理解し，患者が「自分の気持ちをわかってもらえた」と思えることが第一歩です。

　患者ががんばって自分でやりたい，と思う気持ちが強いならば，その気持ちを支持し，できるだけ自分でできるように部屋のレイアウトを変更する，身の回りの環境を整えることも有用でしょう。

　そして，患者が「してもらっている」と感じることをできるだけ減らすことも重要になります。ナースコールで看護師を呼んで物事を頼むのと，たまたま訪室した看護師に「ついでに」物事を頼むのとでは，同じことをしてもらうにしても負担感は違いますね。

　ケアのカテゴリに挙げられた「お手伝いさせていただいてありがとう」というのは，キリスト教系のホスピスでは伝統的にイエス・キリストが患者を通して現れていると考えられているので自然な発想ですが，現代ではハッとさせられます。日本でも奈良時代，光明皇后が設置した（今でいうところの）仏教ホスピスで，皇后が重症の癩病患者の膿を自ら吸ったところ，その病人が如来（仏）であったという話はよく知られています。「病人とは神や仏である」という考えのもとでは，「負担感のケア」も相当違いそうです。

　この研究で挙げられた項目はアイデア着想の宝庫です。このまま全て行えばよいというものではないですが，ケア計画に取り入れることで，患者や家族の「迷惑をかけてつらい」という気持ちを和らげることができそうです。

「してもらっている」感を減らし，「してあげている」感を増やす

　病気になる前は人のためになる活動をすることが生きがいだった患者が，人にお世話をしてもらう立場になったとしたら…。「してもらっている」感と「してあげている」感のバランスが保てなくなる苦悩は，とても大きいものです。「負担感」を説明する，つり合いの理論（equity theory）が，患者の苦悩を和らげるケアを考えるヒントになります。

「負担感」を和らげるには…

　周りの人に対して「してもらっている」感が強いと負担感は増します。
　「してもらっている」感を減らし「してあげている」感を増やすことで，負担感は和らぎます。

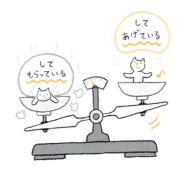

 McPherson CJ, Wilson KG, Murray MA. Soc Sci Med 2007; 64: 417-27.

まとめ

　「してもらっている」感を減らすケアの工夫としては，日常生活で負担を感じさせないように何気なく身の回りを整えたり，時間を見計らって訪室することなどがあります。また，自分で自分のことができなくても（「自立」できなくても），自分で決める・選択するという「自律」を保つことで「してもらっている」感を減らすことができるでしょう。
　患者の「してあげている」感を増やすには，患者が何かに貢献できたと思える工夫をします。「痛み止めを使った回数をメモしていてくれたので，状態をよく把握できた」「下膳しやすいよう食器をまとめてくれていた」などの日々のことについて，役に立つことを伝えきちんと感謝を述べることが，「してあげている」感を増やすことにつながります。

4 スピリチュアルケア

日本人にとってのスピリチュアルケアを語ることが難しい理由

スピリチュアルって何?

　スピリチュアルという言葉にピタッとくる日本語がない時点で,日本人にとってのスピリチュアルケアを定義することが難しいことが暗示されます。もともとのスピリチュアルという言葉は精神的・心理的なものではなく,安らぎとか,神さまに愛されているとか,自然に包まれているなどの感じを表します。

　現在では「生きている意味があるという思い」「そこにいるだけで価値があるという思い」と同義とみる考えも多いようですが,意味や価値は心理的なもので,スピリチュアルではないとの意見もあります。

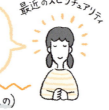

- 神さまとの関係・自然・安らぎ (もともとのスピリチュアリティ)
- ＋
- 意味がある！価値がある！
- 不安やうつ(精神的・心理的なもの)

最近のスピリチュアリティ

少なくとも生きている意味・価値へのケアを

　スピリチュアルケアの定義についての議論は横において,少なくとも生きている意味・価値へのケアを行うことは大切です。

　様々あるケアの枠組みや理論にはそれぞれに長所・短所があり,必ずしも完全に正しいというものでもありません。ケアの枠組みを用いて勉強しなくても,日々の臨床の中で「この人が生きている意味を感じられるには何が大事なのかな(病気のことではなく,飼っている猫かもしれない)」と医療者が思うだけでも,十分なスピリチュアルケアになります。

日本人は宗教的ケアを好まない？

　緩和ケアにおいて，宗教観を含めた文化の違いを理解しておくことは重要です．自分の国の文化は他の国と比較しないとわかりません．
　東アジア（韓国，日本，台湾）は典型的な家族中心の文化圏といわれますが，終末期医療における考え方には違いがみられます．

終末期医療に関する韓国，日本，台湾の特徴

- **韓国**

　儒教の影響が強く，親を敬うことを大事にする文化が強くあります．
　「輸液などのできる限りの治療をすること」が，親に対する孝を示す子どもの役割と考えられています．

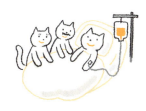

- **日本**

　「ぽっくり」「ぴん・ぴん・ころり」などのように死を意識せずに過ごすことを望む傾向が強いと考えられています．
　意思決定をゆだねる「おまかせ」の傾向があります．

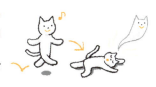

- **台湾**

　東アジアで初めて，延命治療の中止が法的に認められました．
　亡くなった場所に魂がとどまるとされています．自宅で最期を迎えないと，魂が患者が亡くなった病院の中をさまよってしまうという伝統的な考えがあります．

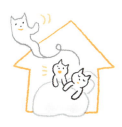

韓国，日本，台湾の good death（望ましい最期）

韓国（211名），日本（505名），台湾（207名）の緩和ケア医に good death に何が大事と考えるかを聞いた結果，特に「信仰」「死に備えておく」の項目で大きな違いがみられました。

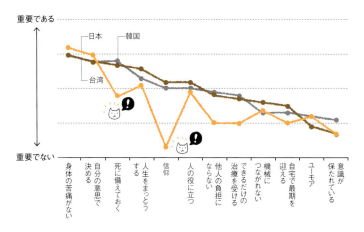

▲ 3国の医師が考える good death

 Morita T, Oyama Y, Cheng SY, et al. J Pain Symptom Manage 2015;50:190-9.

まとめ

この研究で意味する「信仰」とは，「信仰に支えられていること」や「最期の時に宗教家が立ち会うこと」を指していますが，韓国や台湾と比較して，望ましい最期に信仰が大事だと考える日本人は極端に少ないことがわかります。

近年，国内の病棟でも外国人の患者をお看取りする機会も増えてきました。最期の時に患者が希望されることや，お別れの時の家族の様子など，日本人の場合と異なることも多く，戸惑った経験がある方もいるでしょう。

緩和ケアを考える際は，それがそれぞれの文化に合っているかどうか，文化によって何を重要とするかに配慮することが必要です。

短期回想法はスピリチュアルケア
として有用である

　短期回想法では，患者がこれまでの人生を振り返り（ライフレビュー），現在からみた評価を促します。短期回想法は，終末期がん患者のスピリチュアルケアとして有効であるという研究があります。

対象 終末期がん患者 68 名

方法 ランダム化比較試験
短期回想法＋傾聴群 vs. 対照群（傾聴のみ）。両群の患者には1回目の面接直後と2回目の面接終了前に，質問紙に口頭で回答してもらいました。

測定 spiritual well-being（人生の意味感や心の穏やかさ）を測定するためのFACIT-Sp，不安や抑うつ感を測定するHADS，good death inventoryの「希望」「負担感」「人生の完結感」「心の準備感」の項目を尺度として選択しました。

結果 介入群は対照群に比べてFACIT-Spとgood death inventoryの得点は有意に上昇し，HADSの得点は有意に低下しました。

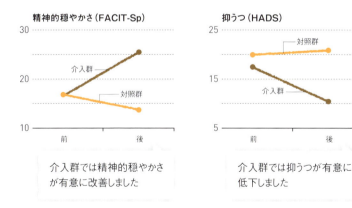

▲短期回想法前後の患者の変化（Ando M, et al. 2010. より図を作成）

Ando M, Morita T, Akechi T, et al. J Pain Symptom Manage 2010;39:993-1002.

- **まとめ**

　短期回想法では，臨床心理士などの面接の経験がある人が個別に患者と面接を行います。1回目の面接で，患者に「人生で大切にしていること」「人生で印象に残る思い出」「人生で果たした役割」などの質問に解答する形で，回想してもらいます。面接者は，1回目の面接後に質問の回答となる言葉を抽出して患者の自分史を作成します。1週間後に2回目の面接を行い，患者と自分史を見ながら内容の確認をしてもらいます。この時に，面接者は患者がある回想に対して評価するように，「今思うとその時の出来事はどう感じるのか」といった，現在からみた評価を促すようにします。また「人生にはつらいこともあったが，よかったこともあった」といった，バランスがとれた評価ができるように導きます。

　短期回想法がスピリチュアルケアに有用である理由としては，以下のように考えられています。まず，家族との思い出を回想することにより，家族との関係性を確認することができ，「関係性喪失」の苦悩が和らぎます。また，これまでの仕事や家庭での役割を回想することにより，「現在は（できないことが増えて）自律性を失っているが，今までは十分に貢献してきたので，今度は世代交代だ」というように，「自律性喪失」の苦悩が和らぎます。また次世代の人に伝えたいことを述べることで世代性を感じることができ，「時間性喪失」の苦悩が和らぎます。その結果，人生の完結，希望をもつこと，負担感の軽減につながると考えられています。

　注意しなければならないのは，患者によっては過去を振り返ることでよけいにつらい気持ちが増してしまうこともある点です。振り返るような気持ちになれない患者，現状を受け入れられない患者には適用しにくいでしょう。また抑うつの強い患者では，精神科医とよく相談する必要があります。

　短期回想法について興味のある方は，『緩和に活かすスピリチュアルケアの実践』（安藤満代：ピラールプレス，2015）『医療と看護ケアのためのライフレヴュー』（安藤満代：大学教育出版，2012）をご参照下さい。

dignity therapy は，欧米人には スピリチュアルケアとして有用だった

　dignity therapy は，終末期患者の尊厳（dignity）を維持するための心理療法です。患者はこれまでの人生を振り返り，大切な人に覚えていてほしいことについて語り，面接者が文書を作成します。海外ではこの dignity therapy の有用性を示す研究結果が出されています。

「自分が死んでも，自分が残っていくこと」を伝える dignity therapy

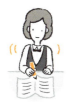

あなたの人生において，あなたが一番憶えていること，最も大切と考えていることについて，少しお伺いしてもよろしいですか？

Tell me a little about your life history; particularly the parts that you either remember most or think are the most important?

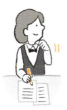

あなたが人生から学んだことで，他の人たちに伝えておきたいことは，どんなことですか？

What have you learned about life that you would want to pass along to others?

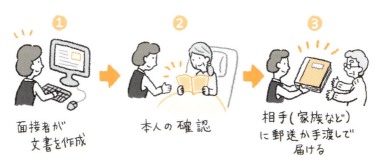

❶ 面接者が文書を作成　❷ 本人の確認　❸ 相手（家族など）に郵送か手渡しで届ける

dignity therapy は，spiritual well-being を向上させる

カナダ，米国，オーストラリアの進行がん患者441名を対象としたランダム化比較試験では，dignity therapy は通常のホスピスケアや精神療法と比べ，有用性が高いという結果が示されました。

▼dignity therapy の有用性：ホスピスケア，精神療法との比較

	dignity therapy	ホスピスケア	精神療法
終わっていなかった仕事をした気持ちになった	3.35	2.86	2.93
重要な課題を成し遂げることができたと感じた	3.62	3.48	3.02
家族が私をみる目が変わった	3.58	2.85	2.85

数字は，「1：そう思わない」から「5：とてもそう思う」の平均点です

 level A

Chochinov HM, Kristjanson LJ, Breitbart W, et al. Lancet Oncol 2011; 12: 753-62.

まとめ

dignity therapy は，自分の人生を振り返り，大切な人に伝えたいことを残しておくことを通じて，気持ちのつらさを和らげると同時に人生の意味を改めて見出すことに役立つと考えられています。米国での研究で明らかになった患者が考える good death の要素には，「自分が死んだ後もそれで終わりではなく，自分の考えやしてきたことは残っていく」という項目がありました。dignity therapy は，このような good death の要素（generativity や legacy，世代継承性といいます）を強化しているともいえます。

dignity therapy は日本でも使えるか？

　dignity therapy は，患者と家族の絆を強くするものとして欧米では広く認められています。しかし，日本で dignity therapy を導入するのは難しいという報告もあります。その背景には，日本と欧米の文化の違いがあるようです。

日本の研究では dignity therapy を拒否する患者が多く，実施できなかった

　ホスピス・緩和ケア病棟入院中の進行がん患者 22 名中，19 名（86％）が therapy を受けることを拒否しました。

- 拒否した理由は…

死に向かっている時に，どうしてこんなことを勧めるのですか？

死を考えさせられる…

level B

Akechi T, Akazawa T, Komori Y, et al. Palliat Med. 2012;26:768-9.

日本で dignity therapy を拒否する患者が多かった理由の 1 つとして，文化の違いがある

▼dignity therapy を拒否した理由として考えられるもの

- 「死を意識しないで過ごす」ことも，日本人の望ましい死の 1 つのかたちである
- 「自分が死んだ後も自分の考えやしてきたことが残っていく（世代継承性）」という good death の概念がそれほど強くない
- 日本人特有の文化として，大切なことは「非直接的」「非言語的コミュニケーション」「以心伝心」で伝えるべきで，言葉にしたり文書にして伝えるのはよくないという考え方がある

まとめ

　日本の文化は，直接思いを言葉で表出する dignity therapy と相いれにくいものなのかもしれません。

　欧米では「死後のことを決めておきたい」「余命について知っておきたい」という患者が多いことがわかっていますが，日本の望ましい最期に関する研究では，「残された時間を知っておく」ことが大切であると答えた人が 40％ である一方，60％ は「病気や死を意識しないで過ごせる」ことが大切であると答えています〔→p.74〕。死と正面から向き合わないことを望む多くの日本人にとっては，dignity therapy は受け入れ難いものであったようです。

　また，日本人は「非直接的な」コミュニケーションを好むことも知られています。欧米では「自分の意思ははっきり言わないと伝わらない」と考えられることが多いですが，日本では「言わなくても察してくれるだろう」と考える人が多いと思われます。このような違いが欧米のスピリチュアルケアの方法を日本にそのまま導入しにくい理由の1つであったのかもしれません。短期回想法（ライフレビュー）のように自分の過去の思い出，家族との共有に焦点が当たっているものは受け入れやすく，dignity therapy のように死後の自分がどのように残るかに焦点が当たっているものは受け入れにくい，興味深いところですね。

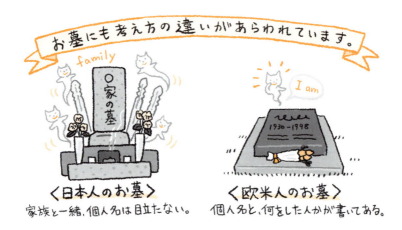

お墓にも考え方の違いがあらわれています。

〈日本人のお墓〉家族と一緒，個人名は目立たない。

〈欧米人のお墓〉個人名と，何をした人かが書いてある。

患者が最終的に望むのはシンプルなこと
―「よく聞いてくれる」「わかってくれる」

　がん患者の精神的苦悩（いわゆるスピリチュアルペイン）を和らげるためには，どのような方策が有効なのでしょうか。医療者の視点からではなく，患者自身がどのように考えているかを調査した研究が，がん患者の精神的苦悩に対するケアモデルを考える手がかりになりそうです。

対象 進行・再発がん患者 89 名

方法 インタビュー調査
　精神的苦悩を和らげること・強めていること，精神的苦悩を和らげるために希望すること，自分で行っている工夫を収集し分類しました。

> インタビュアーは患者の診療に関与していない看護師または臨床心理士で，60 分間の半構造化面接を 1 対 1 で行いました

結果 患者からみて精神的苦悩の緩和に役立っているものとして，5 つの共通した方策が抽出されました。

▼精神的苦悩を和らげる方策

精神的苦悩の緩和に役立っていること	ユニット数
病気以外のこともよく聞いてくれる	58
ほがらかで親切である	41
気持ちをわかって一緒に考えてくれる	36
患者の意思が一番尊重される	19
関心をもっていることが伝わる	17

> 記録された会話を全てデータ化し，精神的苦悩を和らげる方策について述べている部分を抽出，意味内容を表すユニットに分割しました

> 現在，つらいことや心配していること，今はそうでもないけれど，これまでにつらかったことや心配していたことはありますか？

● 患者の表現を詳しくみてみると…

• 病気以外のこともよく聞いてくれる

ちゃんと答えていただけるっていうことは，聞いていただいてると思うから（嬉しい）

• 気持ちをわかって一緒に考えてくれる

一生懸命毎日考えてらっしゃって，今日はこの薬をちょっと変えてみようかなとか，そのつど一緒になって真剣に考えて下さってすごく安心です

• ほがらかで親切である

嬉しいようなことがあったら，ニコニコして笑って下さってね，ことさら病気のことを取り上げなくても普通に接して下されば一番いい

level B　森田達也，赤澤輝和，難波美貴，他．精神医学．2010;52:1057-72.

まとめ

　この研究で重要と思われることは，患者が求めることとして「よく聞いてくれる」「気持ちをわかって一緒に考えてくれる」ことが繰り返し語られたことです。ものすごく当たり前のことかもしれませんが，意外に医師や看護師に求められることは本当にシンプルで，シンプルなだけに難しいものなのかもしれませんね。自分が「うまく傾聴できたか」ではなく，患者が「よく聞いてもらえた」「わかってもらえた」と感じられたか，そこにじーっと焦点を当てることが大切です。

4 スピリチュアルケア

日常臨床に取り入れられる日本人に合った「スピリチュアルケア」

相手の気持ちをわかろうとする

　スピリチュアルケアと呼ぶのかどうかは別として，自分がいかに上手に話すかではなく，患者が「わかってもらえた」と思えることを目的とした関わり方，これがまずは全ての基盤です。これは精神療法の領域でずっといわれている支持的精神療法の基本でもあります。

　つまり，「患者の言葉に対しては肯定的に接し（支持），批判・解釈することなくあるがままを受け止める（受容）。そして，つらい感情に対応することを心がける（共感）」。

　読むとさらっと読めますが，ゆっくり音読してみて下さい。「患者の言葉を批判・解釈することなく」…しているかな？　自分と違う意見に対して「批判・解釈」することが多くないでしょうか。「ふぅん…それはどうかなあ」などと，たとえ言葉にはしなくても。

　「つらい感情に対応する」…毎日しているかな？　ただ患者さんの言葉を聞いて頷いていることを共感・傾聴と思っていないかな。しっかり患者さんの気持ちに手当てしたよ，手のひらを当てたよっていう感じはあるかな？

　ここがまず全ての基盤になると思います。

スピリチュアルな痛みを不必要に増やさない

　医療場面，特に病院では，不必要に患者のスピリチュアルペインを起こしていることがあります。家にいれば自由にできたことができない，ものを頼むと幼児語で返答される（最近はさすがに少なくなったけれど）…。p.105 を参考に患者の苦悩を和らげるとともに，不必要に患者の生きている意味や価値を低下させるような医療者の態度に気を付けましょう。これがその次の一歩です。

構造化されたスピリチュアルケアの活用

　意味や価値に働きかける具体的な方策として，短期回想法（ライフレビュー）や，患者によっては dignity therapy のような形のある方法を

107

とってみます。そこまでしっかりとした形式でなくても，患者の人生を一緒に振り返ってみるなどの「ライフレビュー的な関わり方」は，多くの人に自然に受け入れられると思います。

祈り，意識していないあの世に思いをはせる

このあたりが本来のスピリチュアルケアだと思いますが，患者と一緒に（患者のために）祈ること，人間の力を超えたものと触れる機会をつくること，亡くなった親や故人がどうしているのか，その思い出に心を寄せることが，人によってはケアになるでしょう。

信仰のある患者には宗教的ケアを

特定の信仰のある患者にとって，宗教的ケアは重要です。天草の隠れキリシタン遺跡には「経消しの壺」というものがあります。当時のキリシタン禁制下では葬儀は仏式で行わないといけないので，お経を唱えられるのですが，それでは天国（パライソ）に行けないので，別の部屋でお経を壺に閉じ込める儀礼を行っていたそうです。臨終前後の対応を間違ったために，死後に行くところが違ってしまうのは大問題です。

筆者は，「このままだと（妻と同じ）天国に行けないから」と臨終直前に洗礼を受けた患者を思い出します。信仰のある人には宗教家が必要なのです。

自然のもたらす安らぎ

穏やかさをもたらす要因として自然が挙げられます。人間は煮詰まってくると「海に行きたい」。これもスピリチュアルな心の動きかもしれません。海を見る，大きな木の前に行く，桜が咲いたことを感じる，夕日を見る…これらを通して人間は「ちっぽけさ」と「大きさ」を同時に感じることができます。

死の医学化といわれて久しく，死がコンクリートの中で生じるものになりつつありますが，自然に触れたい！と思う気持ちを支えることもスピリチュアルケアの1つでしょう。

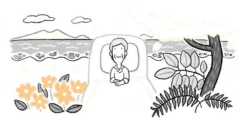

第 3 章
死亡直前期の緩和ケア

1. 死亡直前期であることを示す兆候とよい看取り
2. せん妄の時の家族へのケア
3. 患者が食べられない時のケア
4. 鎮静の時のケア
5. 終末期の意思決定とアドバンスケアプランニング

緩和ケアは，死が近づいた患者に対してのみ行われるものではありません。
しかし，「その時」は必ず訪れます。
家族が後悔なく患者の死を迎えるために，医療者は何ができるのでしょうか。患者の死を経験した家族の声を聞くことがケアの手がかりになるでしょう。

1 死亡直前期であることを示す兆候とよい看取り

がん患者のADLは，亡くなる1〜2か月前に急激に低下する

　進行がんの患者は，亡くなる2〜3か月前まではある程度問題なく日常生活を送ることができます。しかし亡くなる1〜2か月前になると急激に倦怠感や食欲低下，眠気などの「全体的な調子の悪さ」が強まっていくことが多く，横になっている時間が増えます。このような実際の臨床の感覚は，死亡までの変化をみた研究の結果とも一致します。

対象 ▶ EPESE研究（イギリスで行われた65歳以上の高齢者を対象とした疫学研究）参加者でフォローアップ中に亡くなった4,190名

方法 ▶ コホート研究

結果 ▶ 臓器障害や衰弱の場合に比べ，がん患者のADLは亡くなる2〜3か月前以降に急激に低下します。

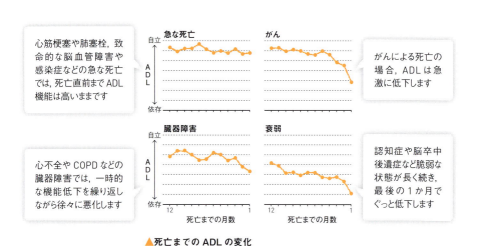

▲死亡までのADLの変化

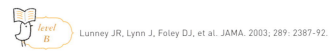
Lunney JR, Lynn J, Foley DJ, et al. JAMA. 2003; 289: 2387-92.

対象 カナダの外来通院中のがん患者 7,882 名

方法 コホート研究
がんと診断されて通院中の患者の症状をモニタリングし，死亡前の 26 週間での変化を観察しました。

結果 痛みや嘔気，不安は亡くなる前の 6 か月間で大きく変わらないのに対し，呼吸困難，だるさ，眠気，食欲低下，全般的な調子は亡くなる 1 か月前くらいから急激に悪化しました。

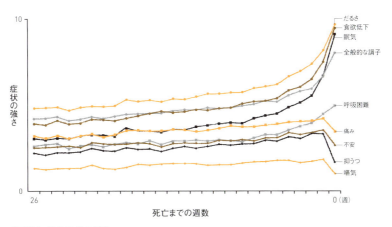

▲がんに伴う症状の経過

Seow H, Barbera L, Sutradhar R, et al. J Clin Oncol. 2011 ; 29:1151-8.

まとめ

　進行がん患者のADLは，死亡直前になって急激に低下します。いろいろな症状の低下が死の1か月前から急に増えることがわかります。歩けている，動けている，と思っていても，「少し難しくなってきた」と思ったら，そこからのADLの低下は非常に速いのです。そして，ADLが低下してくるのと同じくらいの時期から，倦怠感や食欲低下などの症状も強くなり，全体的に調子が悪く動けない，という状態になります。

　このことを知らなければ，「やっておきたいことがあるけれども，まだ大丈夫」と先延ばしにしているうちに，思っていたより「急に」状態が悪くなって結局間に合わなかった，ということが起こり得ます。「比較的元気そうにみえる時期」の過ごし方について患者・家族と相談することができれば，振り返ってあの時やっておけば…という後悔を少し減らせるかもしれません。

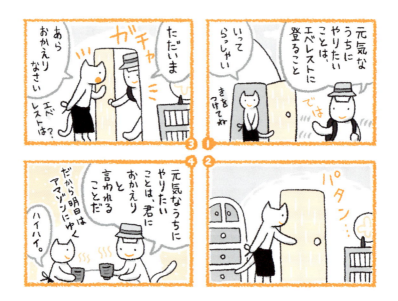

患者の週単位，月単位での予後を予測するスケール：PPI

「あとどれくらいなのでしょうか」という患者や家族からの質問に対し，返答に窮した経験はきっとあると思います。

予後の予測がついたからといってそれを実際に伝えるかは別の問題ですが，「間に合わなかった」「もっと早く準備しておけば」という家族の気持ちを減らすためにも，少なくとも医療者はある程度の目安を知っておきたいものです。

近年，実証研究の積み重ねにより（主に終末期がん患者の）予後を予測するいくつかの方法が明確化されつつあります。「死亡直前」を予測する尺度であるPPI（palliative prognostic index）もその1つです。

PPIによる短期的な予後予測

PPS（palliative performance scale），経口摂取量の低下，浮腫，安静時呼吸困難，せん妄の合計得点から，週単位での予後を予測します。

浮腫は，両側にみられるものを「浮腫あり」とします。片側のみのリン

▼PPIの算出方法

項目	評価	得点
PPS	10〜20% 30〜50% 60%以上	4.0 2.5 0
経口摂取量*	著明に減少（数口以下） 中程度減少（減少しているが数口よりは多い） 正常	2.5 1.0 0
浮腫	あり なし	1.0 0
安静時呼吸困難	あり なし	3.5 0
せん妄	あり（原因が薬物単独のものは含めない） なし	4.0 0

*消化管閉塞のため高カロリー輸液を施行している場合は0点とする

パ浮腫は含めません。せん妄は原因が薬物によるものは含めず,臓器障害に伴うものを「せん妄あり」とする点に注意が必要です(肝不全や低酸素によるせん妄は含めますが,元気な方がオピオイドのせいでせん妄になっている時は含めないということです)。

PPSは緩和ケアで用いられるPS (performance status)で,状態の細かい変化がわかるよう10段階で表されます。身体を起こしているか,介助が必要か,食事がとれるか,などから患者の全身状態を判断します。左から順にみて,患者に最も当てはまるレベルを決定します。

▼ PPS (palliative performance scale)

	起居	活動と症状	ADL	経口摂取	意識レベル
100	100%起居している	正常の活動が可能 症状なし	自立	正常	清明
90		正常の活動が可能 いくらかの症状がある			
80		いくらかの症状はあるが努力すれば正常の活動が可能			
70	ほとんど起居している	何らかの症状があり通常の仕事や業務が困難		正常または減少	
60		明らかな症状があり趣味や家事を行うことが困難	時に介助		清明または混乱
50	ほとんど座位か横たわっている		しばしば介助		
40	ほとんど臥床		ほとんど介助		
30	常に臥床	著明な症状があり,どんな仕事もすることが困難	全介助	減少	清明または混乱または傾眠
20				数口以下	
10				マウスケアのみ	傾眠または昏睡

PPI の得点の解釈

PPI の合計得点＞6 の場合，感度 80％，特異度 85％ で患者が 3 週間以内に死亡する，つまり「週単位である」可能性が高い，と解釈されます。

感度とは，結果的に「3 週間未満の余命であった」患者が正しく PPI＞6 と予測された割合です。特異度とは，結果的に「3 週間以上生きた」患者が正しく PPI≦6 と予測された割合です

level B

Morita T, Tsunoda J, Inoue S, et al. Support Care Cancer. 1999 ;7:128-33.

まとめ

　がん患者の PPS，経口摂取量，浮腫，呼吸困難，せん妄が予後と関係しそうだということは，臨床上の経験からも納得できるものでしょう。この「何となくそろそろかな…と感じていたこと」を数値化したものが PPI です。

　PPI は日本で開発され，その後国際的に追試が行われた指標です。「日本発」という点が評価されます。予後予測の指標には PPI の他にも複数開発されているものがありますが，PPI の利点は，血液検査の項目が含まれないため簡便に使用できる点です。簡単に点数が付けられますから，毎日の臨床で「何となく，患者さんの具合が悪くなってきているのではないか」と感じた時に，患者の状態を評価する 1 つの目安として使ってみて下さい。あなたが感じた「何となく」を裏付けることになれば，それは今後のケアや家族とのコミュニケーションに役立つかもしれません。

　ただし，がん患者の一定数が急変で亡くなることはよく知られています。肺塞栓，不整脈，出血，感染症などで亡くなる患者は，死の 3 週間前も元気であることが多いので，どうしても一定の割合で「元気だった（PPI の得点は低かった）のに亡くなってしまった」患者がいることを忘れてはいけません。

「そろそろである」ことを示す7つのカテゴリ

医療者は，どのような兆候があったら患者に死が迫っていると考えるのでしょうか。ヨーロッパ9か国の様々な職種を含む緩和ケアの専門家を対象とした調査によって，亡くなる数時間〜数日以内に出現すると多くの医療者が認識している兆候が，7つのカテゴリに類型化されました。

対象 医師，看護師，心理士，介護職，ボランティア，など様々な職種を含む緩和ケアの専門家

方法 デルファイ法*を用いた意見のまとめ

結果 下記の表を参照

*デルファイ法：専門家に繰り返しアンケートを行うことにより意見を集約し，統一した見解を得る手法

▼死が迫っていることを示す兆候の類型

類型化されたカテゴリ	患者にみられる兆候
❶ 呼吸の変化	呼吸パターンの変化（チェーンストークス呼吸など），呼吸状態の変化（下顎呼吸など），呼吸リズムの変化（無呼吸など），死前喘鳴
❷ 意識・認知機能の変化	意識レベルの低下，昏睡
❸ 経口摂取の変化	食事・水分がとれない，嚥下障害（水分が飲みこめない）
❹ 皮膚の変化	網状の皮膚（チアノーゼ），四肢の冷感
❺ 情動的な状態の変化	落ち着かなさ，身の置き所のなさ
❻ 全身状態の悪化	身体機能の低下，全身状態の急激な悪化
❼ 医療者の直感	そろそろだと感じる感覚

1 死亡直前期であることを示す兆候とよい看取り

まず252人の専門家に「死が迫っている時の兆候」について尋ねました。そこで同定された現象について，それぞれ別の専門家を対象に2回のアンケートを重ねました。
わかりやすくいうと，多くの専門家から得られた幅広い意見を2回ふるいにかけて，最終的にコンセンサスが得られた現象が7つに分類された，ということです

Domeisen Benedetti F, Ostgathe C, Clark J, et al. Support Care Cancer. 2013 ; 21: 1509-17.

まとめ

　がん患者の予後を予測する指標としては，前述したPPIをはじめとしていくつかの予測式が開発され，週単位，月単位の予後についてはある程度の予測が可能になりました。それでも，時間単位，日単位の予後，つまり「今日は，今夜は大丈夫か」の予測については，十分なエビデンスはまだありません。臨床の場面では，ご家族に「今夜は泊った方がいいでしょうか？」と聞かれた時，何をもって判断したらよいか，に相当するでしょう。

　この研究では，緩和ケアに従事している医師，看護師だけでなく，介護職やボランティアなどの幅広い職種に「数時間・数日だと思う」現象について意見を求めました。より患者の近くで介護や身の回りの世話をしている職種の意見が含まれている点で，実感として感じられるものが多いと思います。

　幅広い意見を集約して，専門家たちがある程度共通して時間単位，日単位を予測している現象についての見解が得られました。多くの専門家はどのような現象に着目しているのかを知っておくことは，看取りの時期の家族とのコミュニケーションに役立ちます。

　次の項で，7つのカテゴリに属する1つひとつの兆候について，さらに詳しく見ていきましょう。

死が差し迫っていることを示す身体兆候

多くの専門家が死亡直前であることを認識する代表的な兆候について，みていきます。

呼吸の変化

●チェーンストークス呼吸

多くの患者の死亡直前にみられます。無呼吸と1回換気の強弱を交互に繰り返す呼吸です。低酸素が原因となり，二酸化炭素に対する感受性が亢進する結果であると考えられています。

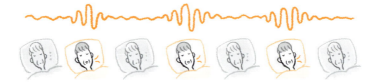

●下顎呼吸

亡くなる前には胸郭の動きが小さくなり，下顎を使ってあえぐような呼吸に変わります。低酸素により出現すると考えられています。下顎呼吸になると，「苦しそうにみえる」と感じる家族も多いです。すでに患者の意識はなく，苦痛は感じていない（はずな）ので，「患者さんが苦しくてこのような呼吸になっているわけではない」と伝えると，家族が安心されることがあります。

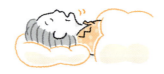

● 死前喘鳴

　咽頭や喉頭部に唾液や気道からの分泌物が貯留し，呼吸の際にゴロゴロと音がする，死前喘鳴が出現することがあります。

　患者の家族は，死前喘鳴を「溺れているようだ」「息が詰まりそうだ」といったつらい経験として受け取っていることも多く，家族がどう感じているのかに十分配慮しながらケアを行うことが求められるところです。

　死前喘鳴に対する吸引は，一時的に軽減してもすぐに戻ってしまうことや，苦痛を伴うことなどから緩和治療としては勧められてはいませんが，「しっかり痰を取ってほしい」と考える家族もいます。家族と患者の病態に合わせた個々の対応が必要です。

　死亡直前になって呼吸そのものが弱くなると，自然経過で喘鳴が聞こえなくなることがあります。死前喘鳴が消失し，下顎呼吸に移行する呼吸の変化は，死期が迫っていることを示します。

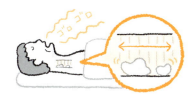

意識・認知機能の変化

　不可逆的な低酸素血症や腎不全・肝不全などの臓器不全，電解質異常などにより，徐々に意識レベルが低下して昏睡状態へと至ります。

　せん妄の本態は「意識の変容」（平たくいえば意識が残っていて低下すること）なので，死亡直前にはほとんどの患者がせん妄を経験することになります。

経口摂取の変化

　極度に全身衰弱が進むと食欲も低下しますが，嚥下そのものが困難となり水分摂取や薬剤の内服が困難となります。

　嚥下が難しくなった場合の対応として，食形態の変更，誤嚥しにくい体位をとる，水分にとろみを付ける，ゼリー状のもので内服する，内服薬は早めに注射薬へ変更する，などの工夫があります。患者の食べたい，飲みたい気持ちを支える一方で，誤嚥のリスクは日々高まっていく時期でもありますから，リスクを最小限にすることも考えなくてはなりません。この時期は，患者の希望や病態に応じて日々対応を変化させることが必要です。

皮膚の変化

　四肢末梢の冷感やチアノーゼ，顔面の蒼白などがみられます。チアノーゼは，「青っぽい血液が表面の毛細血管を流れることによる色調の変化」です。通常，青い色は還元ヘモグロビン（酸素と結合していないヘモグロビン）の量が過剰になるためで，低酸素血症があることを示します。

　臨床的にわかりやすいのは足先です。足先を手でそっと握るとひやっとする感じがして，少しすると色が変わってくるのが死亡前のチアノーゼです。

　チアノーゼが出ると，足を温めていいのか迷うことがあると思います。血圧が下がって（上げようとして生理的な反応として）末梢が締まっているのに，温めたらもっと血圧が下がるのでは？ と考えられるからです。もし救急外来で，家族の心の準備もできていない，とにかく救命が目標という状況であれば，チアノーゼの出た手足を温める行為は行われないでしょう。しかし緩和ケアの場面で，「苦痛なく，穏やかに最期を迎えること」が家族と医療者の共通した目標になっていれば，チアノーゼが出て手足が冷たくなってきたら，「温めてあげたい」というのが心情です。一概に良い・悪いを考えるのではなく，状況や目標に応じた判断ができればよいのではないでしょうか。

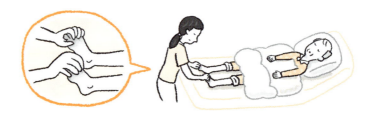

情動的な状態の変化

　身の置き所のなさ，落ち着かなさ（restlessness）が「情動的な状態の変化」に含められています。死期の近づいた患者で，寝たり起きたりを繰り返す，「身の置き所がない」とベッド上でゴロゴロする，布団を蹴飛ばす，じっとしていられない感じになるのは，世界中で共通のようです。

　布団や1枚の毛布が「重い」と訴える患者もいます。家族が綿を減らして薄くした布団を作っていたり，軽いタオルケットやバスタオルを自宅から持ってきたり，ベッド柵に布団をかけて患者の身体に直接触れないようにしていたり…。家族の工夫からケアのヒントを得られることがあります。

全身状態の悪化

身体機能や臓器機能の低下など，幅広い状態の悪化を指します。呼吸不全による低酸素血症，腎不全による尿量の低下，肝不全による黄疸などの臓器不全は，全身状態の悪化を示す比較的わかりやすい兆候です。

医療者の直感

その他のカテゴリとして「医療者の直感」が挙げられました。「医療者の直感はあてになる」と多くの専門家が考えているなんて，少しおもしろいですね。

まとめ

医学教育では，「どうしたら患者を助けられるのか」という回復させるための方法を学ぶために多くの時間が使われます。医療者が「人はどのように亡くなるのか」を学ぶことは不謹慎だ，という人もいるかもしれません。けれども，命あるものにはいつか死が訪れるという事実があり，回復と同じくらい（領域によっては回復するより）出会うであろう「患者さんが亡くなってしまう時」の変化を知っておくことは，全ての医療者にとって重要です。

家で家族に囲まれて最期を迎えることが一般的であった時代には，死亡直前の兆候を知る機会が身の回りにありました。現在の日本では，病院での死亡が圧倒的に多く，「人の死」を身近に感じることは少なくなりました。初めて看取りを経験する家族と接する機会も多いと思います。

今，目の前で患者に起こっている現象はどういうことなのか（普通のことなのか）？ 苦しんではいないのだろうか？ 自分たちは何をしてあげたらいいのだろうか？ いろいろな思いで家族は患者のそばにいるはずです。医療者が自然な（＝正常な）死の経過について理解し適宜家族とコミュニケーションをとることは，このような家族の不安な気持ちを1つずつ取り除くことに役立つでしょう。

死が差し迫っている兆候は全員に生じるとは限らないから,「今日は大丈夫か」を判断するのは難しい

　死亡直前であることを示す,ある程度コンセンサスの得られた兆候があっても,「今日は大丈夫か」を確実に言うことはまだ難しそうです。

　なぜなら死亡直前に生じる兆候の頻度が低いからです。死亡当日に生じることの多い死前喘鳴,下顎呼吸などの兆候は,全員に生じるとは限りません(=感度が低い)。しかし,それらが出現すれば,かなり高い確率で「その日のうちである」といえます(=特異度が高い)。

対象 ▶ 米国とブラジルの2つの緩和ケア病棟に入院中の進行がんの患者のうち亡くなった203名

方法 ▶ コホート研究
緩和ケア病棟入院時から患者が死亡するまで,定期的なバイタル測定(12時間毎)時に10項目の兆候の有無について観察しました。

結果 ▶ PS(performance status)の低下,意識レベルの低下,水分の嚥下困難の3つは,死亡7日前くらいから出現し,最期の半日くらいになるとほとんどの患者に観察されました。
一方,これ以外の7項目は7日前にはほとんど観察されず,12時間前でも半数以下にしかみられませんでした。

> 多くの患者にみられる兆候と,皆にみられるわけではない兆候があるということです

> 典型的な経過をとった場合,死亡の1週間くらい前から意識の混濁,嚥下困難がみられ,数日〜数時間前から死前喘鳴が出現し,数時間から半日となってくると下顎呼吸が,最終的には四肢がひんやりしてチアノーゼ,動脈触知不能になります。ただし,これはあくまでも「典型的な」場合です。

1 死亡直前期であることを示す兆候とよい看取り

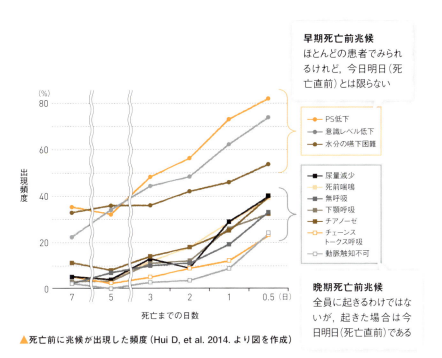

▲死亡前に兆候が出現した頻度（Hui D, et al. 2014. より図を作成）

Hui D, Dos Santos R, Chisholm G, et al. Oncologist. 2014; 19: 681-7.

まとめ

　この研究結果からは，死前喘鳴や下顎呼吸，チアノーゼなどの出現頻度が必ずしも高くないことがわかります（40％程度）。これらの兆候がなくても，亡くなることがあるのです。逆に，これらの兆候がみられれば，高い確率で数時間から半日くらいで亡くなる可能性が高いといえます。

　「今日は大丈夫か」がまだ確信をもって予測できないのは，死前喘鳴や下顎呼吸，チアノーゼなど，広く死直前の兆候と理解されている晩期死亡前兆候の出現頻度が必ずしも高くない（特異度が高いが，感度が低い）ためと理解できます。

死亡前日でもバイタルサインの変化はない

多くの医療機関では,通常定期的にバイタルサインをチェックしています。では,死亡の時期を予測することにおいて,定期的なバイタルサインのチェックに意味はあるのでしょうか。

死亡前2週間のバイタルサインを測定した研究によると,亡くなる前日まで血圧や脈拍に変化がみられない患者が多く,それだけで死亡を予測することは難しいことがわかっています。

対象 2つの緩和ケア病棟に入院している進行がんの患者のうち,亡くなった203名

方法 コホート研究

結果 3日以内の死亡に有意な相関があったものは,入院時と比較した血圧低下,脈拍の増加,酸素飽和度の低下でした。しかし,これは集団としての平均値であり,大多数の患者のバイタルサインは亡くなる前日まで「正常」でした。血圧の低下,脈拍の増加,酸素飽和度の低下が3日以内の死亡を予測する精度は,感度35%以下,特異度80%以上でした。

> 結果的に亡くなった患者さんでは「これらはだいたい起きている」けれども,「これらがなかったからといって亡くならないとは限らない」ということです

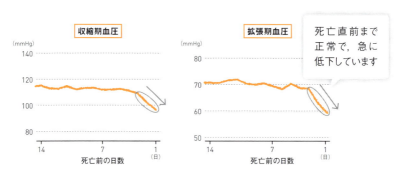

▲死亡2週間前の血圧の変化(Bruera S, et al. 2014. より改変)
収縮期,拡張期ともに血圧は死亡前3日頃から低下する

1 死亡直前期であることを示す兆候とよい看取り

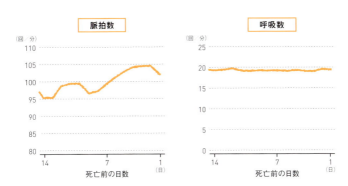

▲死亡2週間前の脈拍数・呼吸数の変化（Bruera S, et al. 2014. より改変）
脈拍数は有意な上昇ではないが増加する傾向にあり，呼吸数は横ばいである

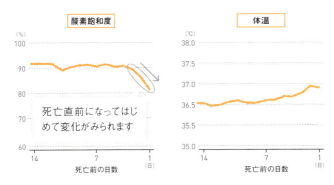

▲死亡2週間前の酸素飽和度（SpO_2）・体温の変化（Bruera S, et al. 2014. より改変）
SpO_2は死亡前3日頃から低下し，体温はやや上昇する

血圧と酸素飽和度は急に下がる，脈拍はジリジリ上がってすとんと下がる，体温はジリジリ上がる，というのが平均的なバイタルサインの変化です

Bruera S, Chisholm G, Dos Santos R, et al. J Pain Symptom Manage. 2014; 48: 510-7.

まとめ

　この論文では，バイタルサインを測定してもそれだけで死亡を予測することはできないので，「死亡の時期を予測するために」ルーチンにバイタル測定を行うのは意味がないと結論づけました．実際，国内のホスピス・緩和ケア病棟でも，ルーチンに定期的なバイタル測定を行っている施設はあまりありません．

　ただ，これは一律に緩和ケアの患者にはバイタル測定が必要ない，という意味ではありません．確かに死亡の時期の予測だけを目的にしてバイタル測定を行うのであれば，ルーチンに行う意味はないようですが，バイタルを測定する意味や目的は患者，家族によっても異なるからです．

　一般病棟から緩和ケア病棟に移ってきた患者が，これまで定期的に行われていたバイタル測定が緩和ケア病棟では行われないと知り，非常にショックを受けたケースがありました．この患者にとってバイタルの測定は，自分の身体をしっかり診てもらうという大切な意味をもつものでした．自宅で毎日血圧を測っていた患者なら，日課の1つとして血圧測定を続けることを望むかもしれません．柔軟な対応が必要です．

　医療者からみると，酸素飽和度の低下，血圧の低下は予後が短いことと直結するように思えるでしょう．しかし医療者が数値ばかりを気にしていると，家族も同様にこれらの数値に注目します．そうしているうちに，本当に大切な患者の行動，例えば少し目を開けて娘を見たとか，「ありがとう」とつぶやいたなどの場面を見逃してしまうかもしれません．数値やモニターばかりみて患者の方をみていない，それはよい看取りでしょうか．看取りの時期の患者においてもバイタルの測定が必要な場面はあるけれども，数字で患者の死期を予測することは必ずしもできないことを念頭におき，丁寧に観察を行うことを心がけたいものです．

「看取りのパンフレット」は家族の助けになる

徐々に患者の全身状態が悪化していくと、特に看取りの経験のないご家族は、「これからどうなってしまうのか」「もっと苦しむのだろうか」など、様々な不安を感じます。

終末期に予測される経過を実際の患者のデータに基づいて説明する「看取りのパンフレット」があります。このパンフレットは、多くの家族の助けになるという質問紙調査の結果を得ました。

対象 国内の緩和ケア病棟などの10施設でパンフレットを用いた説明を受け、患者の死亡後6か月以上が経過した遺族260名（回収率85％）

方法 郵送法による質問紙調査

結果 家族の81％がパンフレットについて「とても役に立った」「役に立った」と回答しました。パンフレットを使用した家族の体験として、「変化の目安になる」「症状や変化がなぜ起きているのかわかる」などが挙げられました。また、運用の工夫が自由記述から抽出されました。

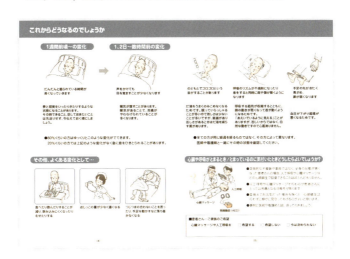

▲看取りのパンフレット「これからの過ごし方について」
（木澤義之，森田達也，新城拓也，他編．3ステップ 実践緩和ケア．青海社，2013．Web付録より許諾を得て転載）

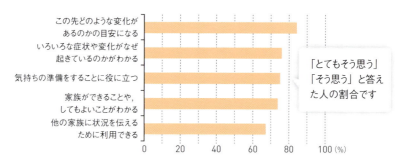

▲「看取りのパンフレット」による家族の体験（山本亮，他．2012．より図を作成）

● 家族の表現を詳しくみてみると…

- 症状や変化がなぜ起きているのかがわかります。

> 今の状態は病気の進行によるものだと受け止めることができました。食事をとらないことや，起き上がったり手を動かしたりすることも，これが「正常」でもあるんだ，と納得して見守ることができました

- それまで状況を詳しく知らなかった他の家族に状況を伝えるために利用できます。

> 親戚の人も（患者の）一挙一動にうろたえて，医師に何度も説明を求めたり，私たちに何度も「どういうことだ，何かできることはないのか」と言っていたのですが，パンフレットをコピーして渡すと少し落ち着いてくれたと思います。私しか話を聞いていなかったので，よかったです。

手術の説明とは異なり看取りの説明には同意書もなく，家族1人が聞くということが多いようです。そのために他の家族に責められることがあります。医学的なことを家族から他の家族へ伝達することは時に難しく，正確な内容が伝わりにくかったり，理解してもらえないこともあります（"カリフォルニアから来た娘症候群" といいます）。そのような際にもパンフレットは家族にとって1つの手助けになるようです

山本亮, 大谷弘行, 松尾直樹, 他. Palliative Care Research（日本緩和医療学会誌）. 2012；7：192-201.

まとめ

　このパンフレットには，亡くなる1週間前後の一般的な経過として，だんだんと意識レベルが低下し，喘鳴の出現や呼吸の変化，血圧低下が生じることが（前述のようなエビデンスに基づいて）わかりやすく記載されています。看取りの時期に関するパンフレットは各種ありますが，記述の拠って立つところが実際の患者や家族のデータに基づいているところが強みです。20%程度の割合で，急な病状悪化による急変が起こることも書かれています。

　注意しないといけないのは，適切な説明を受け正しい医学的な知識を得たとしても，「家族の死に向き合うのはつらい体験である」ことです。パンフレットはあくまでも状況を説明する際の補助手段です。ご家族のその都度の心情に配慮したコミュニケーションが何よりも（本当に，何よりも）重要です。パンフレットだけをぽんと渡して家族が満足できることはない，このことがデータからも臨床経験からもよくわかります。

　家族にとっても医療者にとっても，患者の死は決して喜ばしい情報でないことは明らかです。しかし，それを先送りにしたからといって，家族のつらさがなくなるわけではありません。私たちは，あるポイントに差し掛かったら，「一緒につらいところを乗り越えていく気持ち」をもって，つらい情報を伝え，今後どうしていくかをともに考えていくことが必要です。「がん告知」と本質的には同じかもしれません。

家族の看取りのつらさや満足度を左右する医療者の態度とは？

家族からみた望ましい看取りのケアを明らかにするために，国内で大規模な遺族調査が行われました。この調査では，家族の「つらさ」と「ケアの改善の必要性」に関連した医師や看護師の態度を同定しました。

医療者の「苦痛を気にかける」「接し方をコーチする」などの態度が家族の満足度を上げる一方で，「医療者の思慮のない会話」は家族のつらさを増すことがわかりました。医療者の心がけ1つで家族のつらさが大きく左右されてしまうことを，私たちは認識しなければなりません。

方法 がん患者の遺族670名

対象 質問紙調査（「看取りのケアに改善が必要か，つらかったか」を目的変数として，関連する医師・看護師の行動を同定）

結果 下記の表を参照

▼家族の「つらさ」と「改善の必要性」の決定因子

	つらさ（オッズ比）	改善の必要性（オッズ比）
患者の苦痛を気にかける 「患者さんは苦しくないと思います」と教えてくれた		0.72
患者への接し方をコーチする どう患者に接したらいいか教えたり一緒に考えてくれた		0.84
医療者の思慮のない会話 病室の外から医師や看護師の声が聞こえてきた	3.90	
家族が十分悲観できる時間を確保する 亡くなった後，患者と家族で過ごす時間があった		0.67

> 「患者の苦痛を気にかける」と，ケアに改善が必要と思う確率が0.72倍になる＝家族の満足度が高いとなります

> 患者さんが亡くなりそうな時に室外からスタッフの笑い声が聞こえて，医療者に思慮のない会話があったと感じた家族はつらさが3.9倍になります

level B

Shinjo T, Morita T, K Hirai, et al. J Clin Oncol 2010; 28: 142-8.

まとめ

　この研究結果を参考に，看取りの時期の医療者に求められる態度について考えてみます。

　まず，「苦痛を気にかけ，患者に苦痛がないことを言葉で伝えること」が挙げられます。亡くなる直前の下顎呼吸や喘鳴，半開眼で目が開いている時，医療者はそれが自然経過であることを知っていますが，医療者でない家族は「苦しいのでは」と思うかもしれません。「苦しそう」と思って付き添っているのと「自然の経過なんだ」と思ってそばにいるのでは，家族の気持ちも大きく違うでしょう。死に至る過程が正常であるとはっきりと伝えることを normalize dying process, 死のノーマリゼーション（normalization）といいます。

　また，常に患者が苦痛を感じていないかを念頭におき，家族に患者への接し方を教えたり，一緒に考えることが大切なこともわかります。患者の好きだった音楽を流す，手を握る，身体をさする，簡単な口腔ケアなどの家族にできることを伝えると，安心して患者のケアに参加できるかもしれません。何もしなくても，そばにいることが何より患者の安心につながっていると伝えるだけでも意味があるでしょう。

　さらに，外から医師や看護師の（笑い）声が聞こえないようにする，意識のある時と同じように患者に接する，つまり患者が聞いていたらしないような会話を部屋の中でしない，といった配慮も大切です。特に，部屋の中で家族から「もうそろそろですか」と聞かれた時は要注意です。その返事を部屋の中でした後，（本当に聞こえるものなのか，生理的反応なのかわかりませんが）患者が涙を流されたりすると，家族は患者が亡くなった後も「自分が患者を悲しませてしまった」と後悔します。「患者に意識があったら話さないようなことは，死亡確認をするまで部屋の中で話さない」を徹底したいところです。

　そして，息を引き取った時には，家族が十分に悲しむ時間を確保します。もし最期に間に合いたい家族がそろっていなかったら，死亡確認は全員そろってからにする，亡くなった後に患者と家族だけで十分にお別れをする時間をもつなど，あわただしく退院の準備を始めることがないように，家族が落ち着くまで待つことが望ましいようです。

臨床にいかすコツ

死亡前後の説明の仕方
―いいと思った流儀

　患者が亡くなられた時にどうふるまえばいいかは誰も教えてくれませんから，医療者個人がそれぞれの「流儀」でやっています．これまで筆者が医師や看護師から教えてもらった「死亡前後の説明」で，いいなと思ったことをいくつか紹介します．

{ 下顎呼吸の説明 }

　下顎呼吸は見ていると本当にしんどそうで，何か説明を加えないと(加えても)家族にはつらかったという体験が残ります．下顎呼吸が生じるメカニズムはどうやら下顎呼吸中枢というものが哺乳類にはあるようなのですが，それを言ってもご家族にはわかりにくいようです．次のように説明します．

普段，人間が呼吸する時は，ここの筋肉（首の胸鎖乳突筋を指して）が収縮して，こう，鎖骨が上がって胸が膨らみます（すうっと息を吸い込んで）

ただ，こういう時期になってくると，肺の方がだんだん固くなってくるので，同じように筋肉が収縮すると胸じゃなくて首が動くようになるんです（首を動かす）．この動きは生理的なもので苦しくてもがいているのではありませんから，安心して下さいね

{ 呻吟（しんぎん）の説明 }

　そう頻度が高くないですが，呻吟も時々みられます．これも，ちゃんと説明しないと，苦しくて唸っていると記憶されてしまうので注意が必要です．呻吟は声門がゆるんで起きるので，次のように説明します．

1 死亡直前期であることを示す兆候とよい看取り

> 普段，声門は筋肉がしっかりと突っ張って，こうやって（手で声門の形を作って）大きく開いているので音にはなりません。でも筋肉がゆるんできちゃうと隙間が小さくなるので，呼吸で空気が通る時に音になっちゃうんです。「声」と違って呼吸に合わせて出ているだけなので，苦しくないんですよ

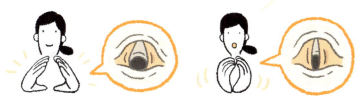

開いている声門　　　　弛緩して音が出る声門

「最期に声をかけて下さいますか」

　同僚のホスピス医は死亡確認をする前に，家族に「最期に声をかけて下さいますか」と一言かけてから「確認」をしています。看護師が，医師が診断するまでの間に「何か声をかけて下さいますか」のような声をかけることがありますが，あれはとてもいいと思います。最後に声がかけられたことは，家族に一番印象に残るからです。

間に合わなかった時

　家族が間に合わなかった時，家族が後悔しないように，「そばで一緒に寝ていても気が付かないくらい静かに逝かれました。（考えようによっては）苦しくなかったのでよかったともいえますね」「○○さん，娘さんに心配かけたくないって言っていたので，きっと自分で逝く時間を選ばれたんですね」。
　本当にそうなのかどうかよりも，家族にとっては，自分だけじゃない，「間に合わない」ことはままあるんだ，気にかけてもらえている，と感じられることがケアになるのではないでしょうか。

2 せん妄の時の家族へのケア

終末期せん妄は「疾患」なのか,自然経過なのか

　「終末期せん妄」は,一般的には終末期患者に生じる「回復できない」せん妄を指す用語です。非常に多くの(ほとんどの)患者が死亡前に「せん妄」と診断できる状態を経由することがわかっています。これは通常の死の経過の一部であるとも考えられるので,終末期せん妄を part of natural dying process と呼ぶ場合があります。これを「疾患」として扱うかは厳密には見解が定まっていません。現段階でのせん妄の定義を整理しておきましょう。

DSM-5によるせん妄の診断

　「せん妄＝不穏」ではありません。せん妄は米国精神医学会のDSM(Diagnostic and Statistical Manual of Mental Disorders)による診断基準に基づいて診断されます。

　DSMは原因にかかわらず,今ある兆候から判断するように作られているので,とりあえず今あるその「状態」に診断を付けているイメージです。そして,せん妄のうち終末期患者に生じる「回復できない」せん妄を「終末期せん妄」と呼んでいます。

　p.135の表は,DSM-5の診断基準を平易に言い換えたものです。診断基準の4項目全てを満たした場合に,「せん妄」と診断されます。この基準だけをみると,終末期の意識混濁に基づく症状のほとんどが「とりあえずは」せん妄と診断されることが理解できると思います。

　原因となる身体要因があることは,せん妄を理解する上で重要なポイントです。せん妄には必ず意識障害をきたす身体要因(低酸素血症や肝不全,腎不全など),または原因となる薬剤があります。不安や精神的な不安定といった心理的な要因だけで起こるものではないと理解しておくことは,適切な家族への説明につながります。

▼ DSM-5によるせん妄の定義

せん妄の診断基準
❶ 注意力の障害をきたす意識障害がある（注意を維持できずうとうとしてしまう，質問に集中できない）
❷ 原因となる身体要因（肝不全，低酸素血症など）がある
❸ 認知の変化がある（時間や場所を間違える＝見当識障害，人や虫が見える＝幻視，記憶障害など）
❹ 1日のうちで症状にむらがある（夜に悪化することが多い）

せん妄の分類	
過活動型	いわゆる「不穏」
低活動型	ぼうっとしているように見えるが，よく聞くと幻視があるなどする

(Diagnostic and Statistical Manual of Mental Disorders, 5th Edition. American Psychiatric Association. 2013. をもとに作成)

終末期がん患者のほとんどがせん妄を体験する

　せん妄は，身体的な要因に基づいて生じる意識障害です。多くの終末期のがん患者は，低酸素血症，肝不全，腎不全などの臓器障害をきたします。そして，急な出血や不整脈を除くと死亡直前まで意識がしっかりしていることは考えにくく，がん患者の多くは死亡が近づくにつれて，臓器不全に伴う脳機能の全般的な低下から「せん妄」と診断される状態になります。

まとめ

　緩和ケアの代表的な教科書である Oxford Textbook of Palliative Medicine には，終末期せん妄について「死に至る通常の過程の一部であって，修正するべきではない。実際，故人が患者と話をしたり，天国に迎え入れるような体験をしている患者を経験している臨床家は，生から死に向かう重要な要素であると考えている。せん妄の治療は状況に応じて行うことがもっとも賢明である」と記されています。

　ICU入室後や術後のせん妄も，終末期がん患者のせん妄も，診断基準に従えば同じ「せん妄」と診断されます。しかし，自然な死の過程の一部と考えられる状態を，そうでない場合と同じように一律に治療の対象として扱うかどうかは専門家間でも意見が分かれています。

終末期せん妄は,原因によっては回復することがある

「終末期の」がん患者に生じるせん妄の全てが,回復困難というわけではありません。終末期のがん患者に生じるせん妄でも,その原因によってはせん妄からの回復が可能なことがあります。終末期がん患者のせん妄の原因と,原因による回復率の差についての研究を2つ,比較しながら紹介します。せん妄の原因は主に薬物や低酸素血症,脱水,肝不全で,回復率が高いのは薬物,高カルシウム血症によるものでした。

せん妄の原因の多くは,薬物,低酸素血症,脱水,肝不全によるものである

▼終末期がん患者のせん妄の原因

	Lawlor PG	Morita T
薬物	57%	25%
低酸素血症	44%	16%
脱水	28%	21%
代謝性	24%	
肝不全		29%
電解質異常		8.5%
腎不全		3.3%
感染	18%	11%
頭蓋内病変	14%	12%
血液	11%	
貧血		5.9%
DIC		12%
不明	2.8%	7.2%

約半数の患者では,2つ以上の原因がありました。原因は複合的ですが,病歴と単純な検査で評価することができます

薬物,高カルシウム血症によるせん妄の場合は回復率が高い

▼原因による回復率の差

Lawlor PG	薬物単独が原因のせん妄であれば,そうでない場合に比べて6.7倍回復しやすい
Morita T	原因が薬物,高カルシウム血症単独であれば,それぞれ37%,38%の患者がせん妄から回復した

それ以外の原因の場合,せん妄から回復したのは10%以下でした

Lawlor PG, Gagnon B, Mancini IL, et al. Arch Intern Med 2000; 160: 786-94.
Morita T, Tei Y, Tsunoda J, et al. J Pain Symptom Manage 2001a ; 22 : 997-1006.

まとめ

　2つの研究結果にも示された通り，せん妄の主な原因に「薬物」があります。せん妄をきたす薬剤としては，オピオイド，睡眠薬や抗不安薬（デパス®，マイスリー®，ハルシオン®など），ステロイドなどが代表的です。せん妄を生じる数日前に新しく開始された，増量された薬剤があれば，原因となっている可能性が高いので要注意です。その薬をやめる，他の薬に変えることでせん妄から回復する可能性がぐっと高くなります。

　もう1つ，回復の可能性が高い原因として，高カルシウム血症があります。高カルシウム血症は，進行がん患者に合併することがある電解質異常ですが，治療が可能な病態です（繰り返す場合は，難治性で治療抵抗性となります）。初期には眠気，嘔気などオピオイドの副作用に似た症状で気付きにくいこともありますが，せん妄の原因となります。一般的にはビスホスホネート製剤（ゾメタ®）で治療します。

　終末期がん患者のせん妄は，複数の身体要因が関与していることが多く，回復は実際には難しいことが多いです。また，原因が特定できない場合も少なくありません。しかしせん妄の患者をみる時に，「せん妄からの回復が可能か」と考えるのは，その後の治療方針やケアにつながる大切な視点です。

　回復を目標にする場合は，患者の見当識障害の回復，生活リズムの補正などのケアが中心になります。回復困難な場合は，不穏症状による苦痛の緩和と睡眠の確保に，より重点がおかれます。

死亡直前期でも,せん妄の悪化を防ぐためにできること

「終末期せん妄」と判断された時点で,肝不全や低酸素血症などの原因は治療できないことに(定義上は)なります。しかし死亡直前期でもせん妄の悪化を防ぐためにできることがあります。

不快症状(尿閉,宿便,発熱)の除去

疼痛,発熱,口渇,尿閉,宿便などの患者にとって不快な症状は,せん妄を悪化させることが知られています。特に,尿閉と宿便によるせん妄(の悪化)があることは有名です。苦痛があっても意識障害のために患者が自ら苦痛を訴えることができない場合,医療者がその苦痛に気付けるかが患者の苦痛を左右します。発熱があればクーリングや解熱剤の使用を検討します。尿意を訴えたい場合や,何らかの原因で尿閉になっていることも考えられるので,下腹部を観察し膀胱が緊満していないかを確認します(病棟に超音波による残尿計があるところも多いでしょう)。尿閉や宿便があれば,導尿や摘便などの処置が有効です。

ルートを減らす

夜間の補液は,排尿回数が増えてせん妄を悪化させるだけではありません。点滴漏れの差し替え,点滴内容の変更などの処置の全てがせん妄を悪化させる要因となります。日中の点滴にすることでこれらを防ぐことができるかもしれません(ほとんどの終末期患者で24時間持続点滴はそもそも必要ではありません)。

日中に点滴をする場合でも,点滴ルートが目の前を横切らずに上腕から首に抜けるなどの工夫をするとよいでしょう。

静脈投与が難しい場合は,皮下輸液〔→ p.161〕も選択肢となります。オピオイドの24時間持続投与が必要な場合は,腹部や大腿部の持続皮下注射とすることでほとんどの患者で不快感なく持続投与を行うことができます。

ケアでできること

　せん妄の治療には，薬物療法だけでなくケアも重要な要素です。終末期せん妄に対してはエビデンスは確立されていませんが，高齢者のせん妄のケアとして，以下のようなケアが有効であることがわかっています。終末期せん妄においても，予防は難しくても重症度を減らすことはできると期待されます。

▼せん妄の悪化を防ぐために考えられるケア

- せん妄を惹起する薬剤の見直し〔→ p.137〕
- 痛みのコントロール
- 夜間の睡眠の確保
- 視覚，聴覚を遮断しない（メガネ，補聴器の利用）
- カテーテル，点滴のルートによる抑制を避ける
- 排尿，排便などの生理的欲求を確認する
- 見当識が保たれるように，時計，カレンダーや，患者が親しんでいたものを部屋に置く
- 患者の話を否定せず，付き合う

> カレンダーを置く時は，必ずベッドに寝てみて患者から見えるところを選びます

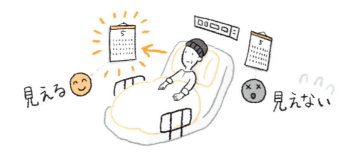

せん妄の「何がつらいか」は、患者と家族で異なる

「せん妄」の患者を前にして、「はたしてこの状態はつらいのか」と頭を悩ませることは少なくないでしょう。

意識障害の時に患者のつらさを確認する方法は（理論的には）ありませんから、せん妄から回復した患者や家族を対象とした研究がいくつかあります。それらの研究からは、「せん妄は家族にも患者にとっても、つらい」、そして「患者にとってつらい症状は幻覚で、家族にとってつらい症状は不穏とコミュニケーションがとれないこと」といった傾向が読みとれます。

対象 せん妄から回復し、当時のことを記憶していたがん患者54名とその家族

方法 質問紙調査

結果 がん患者とその家族の約80%がせん妄症状を強い苦痛として想起しました。さらに患者と家族からみた苦痛を規定する要因は異なり、患者にとって苦痛なのは幻視・妄想であり、低活動型でも苦痛を想起していました。家族からみた苦痛は、過活動型のせん妄（不穏）でした。

▼せん妄症状と患者・家族の苦痛の関連

	患者にとっての苦痛（オッズ比）	家族にとっての苦痛（オッズ比）
知覚障害（幻視など）	14	
妄想	4.6	
過活動型	0.26	7.9

> 幻視のあった患者では、なかった患者に比べて「つらさ」が14倍になりますが、過活動性（不穏）かどうかは患者自身の「つらさ」には関係なかったことを示しています

level B　Breitbart W, Gibson C, Tremblay A, Psychosomatics. 2002;43:183-94.

対象 終末期せん妄を経験したがん患者の遺族 195 名（日本での研究です）

方法 質問紙調査

結果 家族にとって，せん妄による幻覚，妄想，身の置き所のなさなど過活動性の興奮症状だけでなく，見当識障害，思考力の低下，コミュニケーションができないといった低活動性の症状も苦痛になっていました。

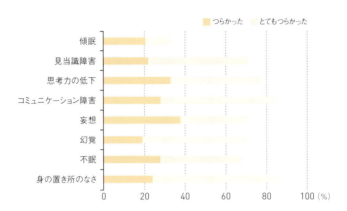

▲患者の終末期せん妄症状を体験した家族の苦痛

家族にとって，コミュニケーションがとれないことも不穏と同じくらいつらいのです

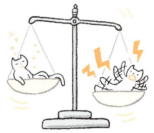

level B　Morita T, Hirai K, Sakaguchi Y, et al. Psychosomatics 2004; 45: 107-13.

> **まとめ**
>
> 　医療者がせん妄の患者をみる時，不穏や落ち着きがないといった比較的目立つ，わかりやすい症状であれば，みていて「つらそうだな」と思うことが多いでしょう。ですが，①患者にとっては過活動（不穏）であるかどうかはつらさには関係なく，「幻覚があったかどうか」が最もつらさに関係した，一方，②家族からみると「不穏であったかどうか」が一番つらさを決めたという結果，この2点は臨床的に重要な示唆を与えてくれます。
>
> 　家族を含め医師・看護師が「つらいだろうなぁ」と思うのは不穏かどうかですが，患者自身からみると，自分が不穏かよりも不快な幻覚が見えているかどうかが一番問題なのです。
>
> 　うとうとしていて，それほど苦痛はなさそうにみえる患者でも，時おり手を伸ばして何かをつかもうとしていたり，独り言のように何かを呟いていたり，という場面をみることがあります。「もしかしたら，不快な幻覚でつらいのかもしれない」と考えること，常につらさを気にかけて患者に声をかけることが求められます。なかには，「幻覚」をそれほどつらいと思わない患者もいますが，強い幻覚を見られる方もいるので，個別のアセスメントが必要ということです。
>
> 　また，家族にとって「コミュニケーションができない」も，つらい体験になっていることがわかります。終末期せん妄が死に向かう過程の1つであるとすれば，家族にとっては患者との別れの準備期間であるともいえるでしょう。徐々に患者と話ができなくなっていく局面にある家族のつらさに十分に配慮し，特に意識の低下する薬剤を使用する場合には，「家族が伝えたいこと，言い残したことはないか」をアセスメントすることが重要です。

家族の体験が教えてくれる
終末期せん妄のケア

　終末期せん妄においては，患者もそうですが家族のケアも重要です。家族のケアを考えるためには，家族はどのような体験をしているかを知ることがまず大事です。
　国内のがん患者の遺族242名を対象とした遺族調査の結果から明らかになった，せん妄についての家族の体験と感情，そして意味付けをみていきましょう。

家族ならではの視点からのせん妄の体験

　死亡前にせん妄のあった患者の家族がどのようなことを体験したかを尋ねたところ，いわゆるせん妄の「症状」，つまり，意識障害，見当識障害，幻覚，日内変動といった「精神症状」の体験はもちろんあるのですが，家族の視点での体験があることに気付かされます。

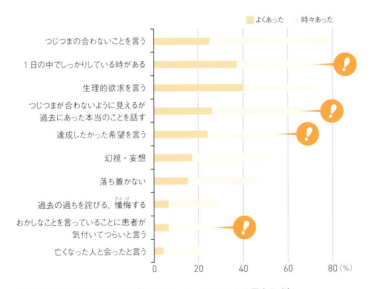

▲**家族からみたせん妄の体験**（Morita T, et al. 2007. より図を作成）

せん妄は意識障害で日内変動があるので,家族は患者がしっかりしている時と,何か変なことを言っていると自覚できる時の両方を体験します。そういう時に,「ここはどこだかわかりますか」といった質問を不用意に医療者がすることで,患者によっては自分で症状に気が付き,自尊心が傷つけられ,精神的なつらさを強めることがあります。

また,一見看護師や医師からみたら「つじつまが合わない」ことでも,家族がみれば意味の通じることもあります。例えば,懺悔する,過去の過ちを詫びる,達成したかった希望を言うといった,最期に伝えておきたいことを,せん妄の合間に患者が語っている可能性があります。

家族がもつ,アンビバレントな感情

家族自身の抱えている感情はどのようなものでしょうか。調査の結果からは,家族のアンビバレントな(相反する)気持ちが浮かび上がりました。

長く生きてほしいと思う反面,もう苦しまずに早く
最期が来てほしい(40%)

眠ってしまったとしても苦しみを取り除いてあげたいと思う反面,
起きて話をしてほしい(64%)

これらの感情は,特に不穏の時に薬物療法の選択を考える上で重要になります。家族の多くは,単に不穏症状を鎮めることだけではなく,なるべく患者と話をしたいと思っている場合が多いからです。

痛みや呼吸困難についても,「症状を取る」ことが何かを代償にする(特に終末期では意識が少し下がってコミュニケーションがとれなくなることとの取引になる)場合,「バランスをとる」「目標設定を相談する」「トレードオフを考える〔→p.82〕」観点が重要でしょう。

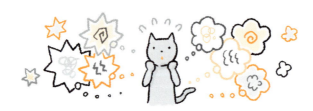

家族のせん妄に対する意味付け

家族はせん妄を何だと思っているのでしょうか。その答えは様々です。

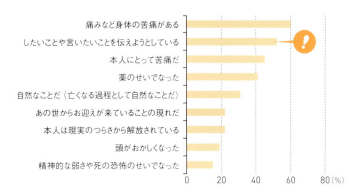

▲家族からみたせん妄の意味付け（Morita T, et al. 2007. より図を作成）

「何かしたいことや言いたいことを伝えようとしている」と考えている家族がいることは覚えておきましょう。そこに医療者が，「せん妄」「つじつまが合わない」「幻覚」とレッテルを貼って終わらせてしまったら，家族のケアにならないばかりか，本当に意識障害の合間で最期の言葉を家族に残そうとしている患者の気持ちも反映されないことになります。

Morita T, Akechi T, Ikenaga M, et al. J Pain Symptom Manage. 2007; 34: 579-89.

まとめ

終末期せん妄のとらえ方は，家族によって様々です。家族だからこその意味付けもあるでしょう。家族の気持ちを知り，その気持ちに寄り添うことの大切さがわかると思います。

看護師が「心配な時にそばにいてくれること」は確かに家族の助けになる

終末期せん妄の家族は，医師や看護師のどのようなケアを「助けになる」と感じていたのでしょうか。家族のケアに対する改善の必要性（満足度）や，せん妄を体験したつらさに関連した医師や看護師の態度に関する質問紙調査から考えてみます。

対象 がん患者の遺族 242 名

方法 質問紙調査

結果 痛みや薬がせん妄の原因であると家族が思っていると，(そうでない場合と比べて) 家族のつらさは増すことがわかりました。医療者の「心配な時にそばにいた」「つじつまが合わなくても患者に合わせた」という行動があると，家族の満足度は上がることがわかりました。

▼家族のつらさ・満足に影響する医師と看護師の行動

	つらさ オッズ比	改善の必要性 オッズ比
患者の症状 ・不穏	1.5	
せん妄になった原因の家族の認識 ・痛みのせい ・薬のせい ・気持ちの弱さ	1.3 1.3	 1.5
医師・看護師のケア ・心配な時にそばにいた ・つじつまが合わなくても患者に合わせた ・予想される経過を説明する ・家族も休めるように配慮する	0.49	0.35 0.16 0.13 0.84

「改善の必要性がある≒ケアに満足できなかった」ということになります

例えば，「痛みのせいでせん妄になった」と家族が思っていると，家族のつらさが 1.3 倍になります

「心配な時にそばにいた」ことがあると，改善の必要性が 0.35 倍に減る（≒満足度が上がる）ことがわかります

Morita T, Akechi T, Ikenaga M, et al. J Pain Symptom Manage. 2007; 34: 579-89.

まとめ

　せん妄になった原因を,「薬のせい」「痛みのせい」「気持ちの弱さのせい」と考えていた家族ほど気持ちのつらさが強かった, ということからは, せん妄になった原因についてきちんとした説明が大切であるとわかります。

　終末期せん妄は肝障害や低酸素血症などの回復困難な複数の身体的要因が原因で生じます。痛みや薬などの単独の原因で終末期せん妄が生じる場合はあまりありません。黄疸や低酸素血症のためなど原因がはっきりしている時は, しっかりとその原因を説明します。何の説明もないと, 家族は「麻薬のせいでこうなってしまった」と思い続けるからです。

　そして, 看護師をはじめとした医療者が家族の心情に配慮して「心配な時にそばにいる」「つじつまが合わなくても患者に合わせる」「予想される経過を説明する」「家族も休めるように配慮する」ことが, 家族の満足度を高めるといえます。

　よくdoing（何かをすること）よりbeing（そこにいること）といわれますが, この研究はbeingが確かに家族のケアになっていることを示すものです。

終末期せん妄の患者,家族へのケアの実践例あれこれ

　終末期せん妄の家族は,医師や看護師にどのようなケアを望んでいるのでしょうか。これまでに挙げた,せん妄を体験した家族に対するいくつかの研究結果から,患者と家族が求めるケアをまとめます。

心配な時に医療者がそばにいる

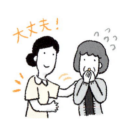

　ほとんどの家族にとってせん妄は初めての体験であり,1人ではなく,何かあればそこに一緒にいてくれる人がいると思えることが重要です。こういった当たり前のことが,きちんとデータでも示されています。

つじつまの合わない話でも否定や修正せずに患者に合わせる,理解しようとする

　患者によっては,せん妄の合間にも何か家族に伝えたいことを言葉にしているかもしれません。患者の最後の言葉になるかもしれない言葉を「せん妄,つじつまの合わない言動」と一括りにするのではなく,その中に意味を見つけることが求められていると読みとれます。

　患者の誤った認識を無理に修正することにより,患者がつらさを感じることもあります。終末期せん妄が回復する場合が少ないことを考えると,否定や修正よりも,患者に合わせることが必要でしょう。「認知症患者にするのと同様の対応」と考えるとわかりやすいでしょうか。

　例えば「飛行機に乗っている」と言う患者には,「ここは病院です」などと修正するよりも「寒くないですか,大丈夫ですか」といった相手に合わせた声かけの方が落ち着くことがよくあります。

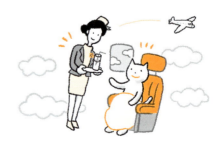

日々の変化や予測される経過を家族によくわかるように十分説明する

　回復が前提とされる術後せん妄と異なり，終末期せん妄では，せん妄を生じること自体，生命予後が限られていることを示します。家族にお別れの準備ができるように促すことは重要な家族へのケアです。最後の意思疎通をとれる機会を逃さないことが大事になります。

> お別れが近づいているので，何かお話しておきたいことはありませんか

せん妄の原因を説明する

　痛みのせいでなった，薬のせいでなったという誤解が多いので，終末期せん妄は意識の障害であること，その原因は肝不全や腎不全などの臓器の障害であることを伝えます。

> お話のつじつまが合わなくなっているのは，身体の状態が変化していることが原因です。（麻薬のせいではなく）普段，身体の毒素をきれいにしてくれる肝臓の働きが落ちて，毒素が溜まってきているためと考えられます

家族が付き添いで疲れてしまわないよう，休めるようにする

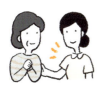

> 患者さんが休まれている時は，ご家族も身体を休めて下さいね。その間は私たちがしっかりと様子をみていますから

お迎え現象
―「科学モデルを超えたもの」の存在を知る

　終末期に,「あの世」を示唆するような幻覚を体験する患者がいることは,かねてから指摘されていました。「あの世が本当にあるのか,ないのか」は実証研究としてはおそらく永遠に結論が出ないでしょう。

　しかし患者や家族と話をする上で,このような「文化」を知っておくことは,一概に幻覚→異常→せん妄と「科学モデル」でものを考えて,患者や家族との考え方のすれ違いを引き起こさないためにも重要です。

　「故人やあの世を見た体験」の頻度と内容,家族の認識や望むケアについての,がん患者の遺族2,221名を対象にした質問紙調査を紹介します。

{ 患者さんから「故人やあの世を見た」と言われた体験はありますか }

あった(患者が体験したことを家族にはっきり伝えた,または患者ははっきり伝えなかったが家族からみてあった)…464名(21%)

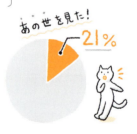

{ 見えていた「人」は誰ですか }

亡くなった両親…310名(67%)

{ 見えていたもの・景色はどのようなものですか }

天国・あの世・花畑など浄土を思わせる風景…88名(19%)

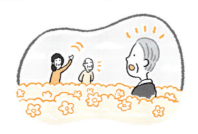

患者の体験をどのように感じましたか

家族の約40％は患者の体験を「自然なこと」と認識する一方で、「幻覚」ととらえている家族もいました。患者の体験に対して、肯定的な感情をもっていた家族は12％、「怖かった、不安だった」という否定的な感情をもっていた家族は22％でした。

▼患者の体験に対する家族の認識と感情

家族の認識	家族の感情
幻覚である ・薬のせい 25％ ・病気の進行のせい 35％	肯定的な感情 12％ （安心した／ほっとした）
幻覚ではない（あの世からのお迎えが来ている自然なこと）38％	否定的な感情 22％ （怖かった／不安だった）

医療者にどのようなケアを希望しますか

家族の70％以上が医療者に「患者が苦しんでいたら、安定剤などで苦しまないようにする」「非科学的と決めつけず、現実を受け入れて一緒に考える」ケアを望んでいました。

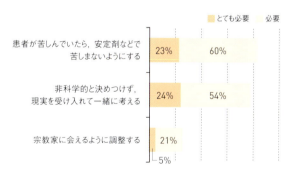

▲医療者に希望するケア

Morita T, Naito AS, Aoyama M, et al. J Pain Symptom Manage. 2016; 52: 646-54.

まとめ

　この調査では，約20％の遺族が患者に「お迎え現象」があったと答えました。この数値を多いと思うか，少ないと思うか，人によって違うと思います。お迎え現象が実際にあるとは思えない，という医療者もいるでしょう。

　しかし，このような「文化」を知っておくことには大きな意味があります。非科学的と決めつけず，現実を一緒に受け入れることを多くの家族が望んでいるからです。「幻覚」や「せん妄」などと理由を付け，医学的な対処を考えたくなる医療者も多いかもしれませんが，時には少しだけ「科学（医学）」は横においておき，患者と家族の世界に付き合うことが求められる場合もありそうです。

　人によっては「お迎え現象」は平穏な死で，お迎えに来てくれた故人に会えることは幸せな出来事と考えているようです。確かに，先に亡くなった家族や大切なペットが迎えに来てくれたら，安心してあの世に行けそうです。皆さんはいかがですか？

　「虹の橋（rainbow bridge）」という詩があります。この詩は作者不詳のまま，インターネットを通じて世界に広く知れ渡りました。

　愛するペットを失った飼い主があの世でペットと再会し，一緒に虹の橋を渡っていく…これも科学とは違う，でも（おそらく薬物療法と少なくとも同じくらいに，場合によってはそれ以上に）大切な世界の1つです。

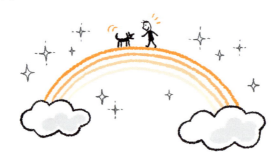

3 患者が食べられない時のケア

輸液は患者の苦痛を増すことがある

「食べられないから点滴しておく」というルーチンの処置としての点滴は，数年前まで通常の終末期ケアの一部でした。最近では，「終末期になると輸液をしぼる（減らす）」ことを通常の実践として行う医師が増えてきていますが，これは「輸液はかえって苦痛を増やす」知見が知られるようになってきたためと思われます。終末期がん患者に対する輸液の効果について，いくつかの研究結果をみていきましょう。

対象 予後3か月未満と予測されるがん患者 226 名

方法 コホート研究
死亡3週間前，1週間前，24時間前の輸液量と，浮腫，腹水，胸水，脱水所見の関係を調べました。

結果 死亡前に1日1,000mL以上の輸液を行っていた患者では，浮腫，腹水が有意に悪化していました。胸水も，有意差はありませんが悪化傾向を示しました。脱水の所見は非輸液群で有意に高いものの，輸液群においても悪化は防げませんでした。

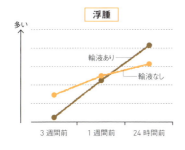 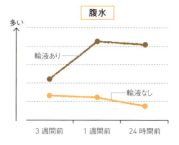

▲ 輸液量と浮腫，腹水の関係

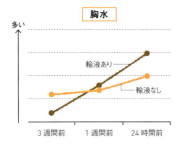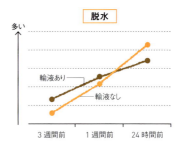

▲輸液量と胸水，脱水の関係

図の縦軸の数値は評価尺度の得点で，点数が大きくなるほど悪化していることを表します

 Morita T, I. Hyodo, T. Yoshimi,et al. Ann Oncol. 2005; 16: 640-7.

まとめ

　研究の結果をまとめると，1,000 mL 以上 / 日の輸液で胸水，腹水，浮腫など体液過剰症状は悪化する，皮膚の脱水所見や口渇などの脱水に関連する症状は輸液をしていても進行する（している方がいくらか悪化の程度は軽いけれど），となります。「食べられないから点滴をしておこう」とルーチンに 1,000mL 以上の輸液を行っても体液貯留症状を悪化させ，余計に苦痛症状を増やしてしまうことがわかります。

　看護領域でも，患者の症状（口渇，せん妄，嘔気）に対して，輸液の効果を評価する比較試験が行われています[1]。その結果，「輸液をした方がより改善する」という現象は観察されませんでした。

　口渇には口腔ケア，せん妄には環境調整と薬物療法，嘔気には食事の工夫と薬物療法が何といっても効果的なのでしょう。輸液は「症状緩和」だけを意図して使用するものではなく，かえって苦痛を増やすこともあるのです。

1) Cerchietti L, Navigante A, Sauri A,et al. Int J Palliat Nurs. 2000; 6: 370-4.

死亡直前期の輸液は自覚症状を改善しない

輸液を行ったからといって,終末期がん患者の症状が緩和されるわけではないということもわかってきています。

近年,死亡直前期に輸液を行った場合と行わなかった場合で,患者のQOLに差が認められないとする検証型の(しっかりとしたデザインをして,おそらく結論が変わることがない)ランダム化比較試験が発表されました。この結果は,「死亡直前期の輸液にどれくらいの(医学的な)意味があるのか」という問いに(ある程度の)回答を与えるものです。

対象 ▶ 米国の6つのホスピスの終末期がん患者129名

方法 ▶ ランダム化比較試験
皮下輸液あり(1,000 mL/日) vs. 皮下輸液なし

「輸液なし」の患者にも100mL/日の輸液が行われました。「あり」「なし」ともに点滴には袋がかぶせられました。患者にも評価者にも,輸液の有無と量がわからないようにするためです

結果 ▶ 輸液ありの群では,血液検査での脱水は輸液をしていない群よりも悪化が少なくなりました(BUNが低下しました)が,患者の自覚症状に差はありませんでした。生命予後にも両群間に差を認めませんでした。

▼死亡直前期の症状に対する輸液の効果(7日後までの変化)

脱水関連症状	輸液あり	輸液なし
だるさ	− 1.1	− 0.6
眠気	− 1.2	− 0.6
幻覚	− 1.1	− 1.1
ミオクローヌス	− 1.5	− 1.6
合計	− 4.9	− 3.8
Well-being(全体的な調子のよさ)	− 0.7	0.1
BUN(尿素窒素)	− 2	2
浸透圧	2.7	5.7

脱水関連症状(輸液で改善することを目的とする症状)を0〜10で評価し,4つの合計を評価の対象としました

輸液の有無で,それぞれの点数の変化をみています

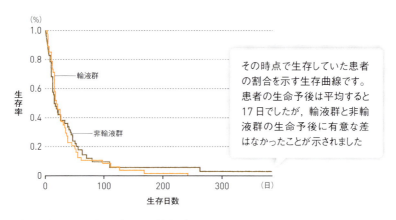

▲死亡直前期の輸液と生命予後に対する効果

Bruera E, Hui D, Dalal S, et al. J Clin Oncol 2013; 31: 111-8.

まとめ

　この研究結果を簡単にいえば，生命予後が週単位の患者に対して輸液を行うことで血液データは改善するものの，患者の自覚症状や生命予後には差がみられなかったということになります（逆に，輸液をしたからといって，呼吸困難も増えませんでしたが）。

　臨床上の注意点として，この試験では脱水が著明な患者は除かれている点が挙げられます。脱水により血圧が下がっている，腎前性腎不全である患者では「輸液をしない」群を設けることが倫理的に妥当ではないため，除外されました。ですから，臨床的に脱水が著明で輸液が患者に貢献する状況での輸液を否定するものではありません。また，対象者は比較試験に参加するだけの意思決定能力があるわけですから意識清明であり，せん妄など認知機能障害のある患者は該当しません。これらの対象では，輸液の効果はあるかもしれません。

　「予後が週単位と予測され，臨床的に著明な脱水がない患者」に対しては，患者のQOLや生命予後の改善を目的とした輸液は有効ではない，ということが（ある程度）確かであるといえます。

終末期の輸液の「意味」を感じる患者や家族もいる

医学的には「終末期の輸液にはあまり意味がなさそうだ」ということがわかってきましたが，輸液は「医学的な意味（＝水分の補給）」だけで行われるものではありません。これはとても大切なポイントです。

輸液を「無意味な延命になる」と考える患者，家族もいる一方で，点滴をしないことで「寿命が短くなる」「苦痛な症状が増える」と考える場合もあります。終末期がん患者と家族が「輸液にどのような意味を感じているか」を知ることが重要です。

対象 日本の終末期がん患者62名とその家族119名

方法 質問紙調査

結果 患者の76％と家族の85％が輸液なしでは「栄養が足りない」と信じていました。患者の56％，家族の84％は，輸液をしないことで「死期が早まる（寿命が短くなる）」と考えていました。

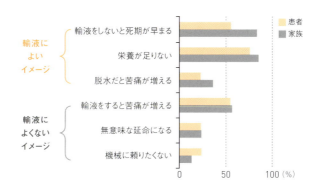

▲**終末期の患者・家族がもつ輸液についての心配**
（Morita T, et al. 1999. より改変）

このグラフは見ているとしみじみとするもので，人によって本当に輸液の価値って違うんだなぁと気付かされます

Morita T, Tsunoda J, Inoue S, et al. Am J Hosp Palliat Care. 1999; 16:509-16.

まとめ

　輸液をすることの意味は，患者や家族によって様々です。一般の人にとっては，「点滴＝医学的治療」という意味をもつことも多いでしょう。患者や家族から，「食べられないから，点滴をして栄養を付けてほしい」と言われた経験は，少なくないのではないでしょうか。

　輸液をしないと「死期が早まる」「栄養が足りなくなる」と患者や家族が心配していた場合，医療者から「点滴をしても意味ないですよ」と言われたらどうでしょうか。「何もしてもらえない」「見捨てられた」という気持ちになるでしょう。

　何を「普通の行為」とみなすかは国によってまちまちです。アングロサクソン圏の人たちは風邪を引いた時に「点滴をしてほしい」とはまず思わないでしょうが，日本人は「点滴してくれ」と受診します。その人たちにとって「点滴をすること」は空気と同じように「普通に存在するべきもの」なのかもしれません。こういった問題は，「延命治療とは何か」を考える時にも重要です。国や文化によって，何が「特別な（special な）治療」で，何が通常の行為とみるかは文化が規定するものだからです。

　終末期の患者の輸液について考える場合は，医学的なメリット・デメリットと同時に，患者と家族にとっての輸液の意味，両方のバランスを考えることが必要であるとわかります。

　筆者は医学的に「意味がない」と思えるものでも，負担なく続行できるものについては，患者と家族の希望を優先して行うことを心がけています。

家族の「点滴してほしい」は，「何もしてあげられない気持ち」や自責感の裏返し

　経口摂取のできない患者の家族のつらさと，ケアに対する改善の必要性を規定する要因を探した研究があります。この研究では，❶家族の自責感，❷脱水になると苦しくなるという考え，❸医師や看護師が輸液以外のことも相談にのってくれることの3つが，つらさや満足度を決める要因とされました。

　食べられなくなった時，点滴を「する・しない」だけでなく，家族のつらさに配慮した説明，ケアが必要であることがわかります。

対象 ▶ 日本の緩和ケア病棟に入院していた，がん患者の遺族452名

方法 ▶ 質問紙調査

結果 ▶ ❶「何もしてあげられないと自分を責めた（家族の自責感）」，❷「脱水になると苦しくなると思った」の2つがつらさを増す要因となっていました。また，❸医師や看護師に「家族の心配ごとも聞いてもらえた」と感じられたことが，ケアに対する満足度を上げる要因となることがわかりました。

▼家族の「つらさ」と，ケアに対する改善の必要性を規定する要因

	つらさ（オッズ比）	改善の必要性（オッズ比）
❶患者・家族の状態 家族：何もしてあげられないと自分を責めた	2.5	1.3
❷輸液について 脱水になると苦しくなると思った	1.9	
❸医師・看護師の態度 点滴をする・しないだけではなく，家族の心配ごとも聞いてもらえた		0.61

家族が自分自身を責める気持ちがあると家族のつらさが2.5倍になり，「脱水は苦しい」と家族が思っていると，つらさは1.9倍になるということです

Yamagishi A, Morita T, Miyashita M, et al. J Pain Symptom Manage. 2010; 40: 671-83.

まとめ

　家族のつらさの大きな要因とされる「家族の自責感」には，特に注意が必要です。「自責感」とは，例えば「もっと早く患者の症状に気付いて病院に連れて行っていたら，こんなに悪くはならなかったのではないか」「何か他にできることがあったのではないか」というような，自分を責める気持ちです。「何もしてあげられない」という気持ちから「何かしてあげられること」として輸液に期待する現象が無意識に生じることがあります。そういう時に，輸液のメリット・デメリットなどを話してもケアにはなりません。むしろ，「ひょっとして，ご自分を責めたりされていることはありませんか」と聞いて，もし自責感があるのならその表出を十分に促し，決して家族のせいではないと保証することがケアにつながります。

　「脱水になると苦しくなるという考え」については，実際には終末期では脱水の方がつらくなく，溢水(いっすい)の方がつらくなるわけですから，知識の提供として，「むしろ脱水気味の方がつらさは少ないんですよ」と伝えることで安心する家族もいます。

　あるいは「脱水」という言葉を使わずに，「点滴を入れること自体はできますが，水分は血管の中にとどまらずに外に出てしまいます」などと，水分を有効に使うことができない事実を説明することで，納得される方もいます。

3 患者が食べられない時のケア

臨床にいかすコツ

末梢点滴が行えなくてもできる皮下輸液

「点滴をするには静脈ラインを確保しなければ」という思いが，輸液をする際の高いハードルになることがあります．末梢点滴を行ったり，中心静脈を確保するのは難しくても，皮下輸液であれば患者の負担も少なく簡便な方法で「点滴をする」ことが可能です．

｛留置部位｝

皮下脂肪が厚く，動きを妨げず，固定がしやすい部位を選びます（腹部，大腿上部など）．

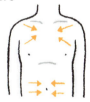

上肢，下肢などの皮下脂肪が少ない部位，下腹部，鼠径部などの陰部浮腫を起こしやすい部位，乳房，皮膚に炎症や損傷のある部位などは，皮下輸液には適しません

｛留置方法｝

24G サーフロー針を皮下に留置します．

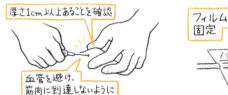

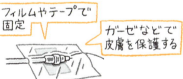

｛補液量｝

500〜1,000 mL/日

終末期がん患者では，血小板減少や DIC による出血傾向がみられる場合があります．この場合は皮下出血や血腫をきたすことがまれにあるため，事前に出血傾向の有無，可能なら血小板数を確認しておきます

4 鎮静の時のケア

鎮静と安楽死の違い—基本的な考え

　苦痛緩和のための鎮静（palliative sedation therapy）は，以前は「セデーション」と呼ばれていたものです。近年になって鎮静の学術的基盤が整理されました。世界各国から鎮静の定義や実態が報告され，ガイドラインも作成されています（日本のガイドラインは世界で最も早く作成されたものの1つです）。

　しかしながら，鎮静が安楽死と区別できない，鎮静は「ゆっくりとした安楽死（slow euthanasia）である」などの論調もあり，鎮静のとらえ方は医療者によっても，また医療者と一般市民でも異なるところがあります。

日本のガイドラインによる定義

　日本緩和医療学会の『苦痛緩和のための鎮静に関するガイドライン（2010年版）』によると，鎮静は次のように定義されています。

▼鎮静の定義（日本のガイドライン）

鎮静の定義
❶ 患者の苦痛緩和を目的として患者の意識を低下させる薬剤を投与すること（一次的鎮静）あるいは
❷ 患者の苦痛緩和のために投与した薬剤によって生じた意識の低下を意図的に維持すること（二次的・副次的鎮静）

(日本緩和医療学会緩和医療ガイドライン作成委員会 編：苦痛緩和のための鎮静に関するガイドライン 2010年版．p16，金原出版，2010．より引用．括弧内は筆者による加筆)

　二次的鎮静とは，例えば呼吸困難に対してモルヒネを投与し，なかなか緩和されないので増量し，ようやく意識が下がって苦痛ではなくなった，その状態を意図的に継続することです。鎮静には含めていない定義も国際的には多いのですが，日本の現在のガイドラインは鎮静に含めています

鎮静の医学的適応は以下のように定められています。

- 耐え難い苦痛であると医療チームにより判断される。
- 全ての治療が無効である（患者の状態から考えて、予測される生命予後までに有効な治療手段がない場合を含む）。
- 予測される生命予後が数日から2～3週間以内である。

また、鎮静に用いられる薬剤は、ミダゾラム（ドルミカム®）が第一選択薬とされています。

安楽死

患者の要請に従って、医師が直接薬物を投与し患者を死亡させることです。通常、患者の要請に従い、医師がバルビツール製剤を注射して患者を就眠させてから筋弛緩薬を投与します。バルビツール製剤を先に注射することで患者は意識がなくなるので、苦痛を感じずに死を迎えることができると考えられています。現在、オランダ、ベルギー、ルクセンブルグで合法化されています。

▼鎮静と安楽死の違い

	鎮静	安楽死
意図	苦痛の緩和	患者の死亡
方法	苦痛が緩和されるだけの最小限の鎮静薬の投与 （例 ミダゾラム 10 mg/日 持続投与）	致死量の薬物の投与 （例 バルビツール製剤 10 g/1回投与）
望ましい結果	苦痛の緩和	患者の死亡
望ましくない結果	患者の死亡	患者の生存

鎮静の目的は苦痛の緩和なので、苦痛の緩和に必要十分な量の薬物を投与します。多すぎてはいけません。鎮静という治療の成功は「苦痛の緩和」であり、万が一合併症で患者が死亡してしまった場合、それは望ましくない結果です。

一方、安楽死の目的は患者の死亡ですから、致死量の薬物を投与します。投薬の成功は患者の死亡であり、薬物がそれほど効果なく、苦痛が緩和されて睡眠状態になることが起きたとしたら、それは望ましくない結果となります。

まとめ

　鎮静と安楽死の原則的な定義には，はっきりとした違いがあります．専門的な知識をもち，区別を意識して行う鎮静と安楽死にはグレーゾーンはあまりないように感じられます．

　しかし実際の現場では，鎮静と安楽死の区別は十分につかない場合もあります．オランダでの医師を対象とした調査では，64％の医師が鎮静を行う時に「苦痛が取れること」を意図しながら，「生命予後を短くする」ことも意図していると答えていますし，「鎮静を安楽死の代替として行った」という医師もいることがわかっています[1]．また，国内で一般市民を対象とした調査では，鎮静と安楽死は近いものだと認識されていることが明らかになっています[2]．

　終末期ケアに関わる医療者が鎮静を行う際には，「この行為は生命短縮を意図していないか」と常に顧みることが大事です．「死を早めることを意図して行う行為」は，多くの国において刑法上の何らかの罪に該当します．「苦痛を緩和するために（少量の薬物を注意深く使用していたが），やむをえず死が早まった（かもしれない）」という行為と，「死を早めようと思って何かを投与した行為」は根本的に違うことを認識する必要があります．

　「意図」を重視する立場を医療者が想像するには，殺人と過失致死の差を考えるとわかりやすくなります．あらかじめ誰かを殺そうと計画して準備して行った殺人と，たまたま言い争いになってついつい突き飛ばしたら，たまたま転んで打ち所が悪くて死んでしまった（「殺そうと思って突き飛ばした」なら殺人だが，「そんなつもりはなかった」なら過失致死），この2つの行為の間には確かに差があるように思われますよね．少なくとも法学的な基盤として，「意図」による区別をしないならば安定性を欠くことになります．その意味で「意図」は非常に重要とされています．

1) Rietjens JA, van der Heide A, Vrakking AM, et al. Ann Intern Med. 2004;141:178-85.
2) Morita T, Hirai K, Akechi T, et al. J Pain Symptom Manage. 2003 ;25:357-62.

鎮静は生命予後を短くしない

鎮静によって患者の生命予後は縮まるか,これは医療者にとって切実なテーマです。しかし,この疑問に対して明確な回答を得るための比較試験(実際に鎮静をしなければ緩和されない症状がある終末期患者に対して,鎮静を行う群と行わない群に分けて予後を比較すること)は倫理的にも,また実施可能性を考えても難しいでしょう。

これまでに世界各国で鎮静を受けた患者と受けなかった患者の生命予後を比較する観察研究が行われており,鎮静と生命予後には関係がない,という結果が得られています。ここでは,日本で行われた終末期がん患者を対象とした観察研究の結果をみてみましょう。

対象 日本の終末期がん患者 209 名
方法 後向き観察研究
結果 入院してからの生存日数を鎮静を受けたかどうかで単純に比較した結果,鎮静の有無は生存日数に影響を与えませんでした。

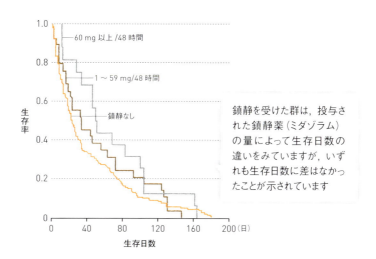

▲ 死亡 48 時間前に鎮静を受けた群と受けていない群の生存日数

Morita T, Tsunoda J, Inoue S, et al. J Pain Symptom Manage. 2001;21:282-9.

まとめ

　この研究方法では，単純に入院してからの生命予後を比較しているので，もともと患者の背景が違う可能性があります。つまり，鎮静を受けた群では，入院した時の状態そのものが悪かった患者が多いかもしれないということです。

　このため，この研究では入院時の状態で背景を調整するという統計学的な処理を行った上での生命予後の比較も行われました。その結果，PS（performance status）や経口摂取量の程度，浮腫，せん妄などの生命予後を規定する要因で背景を調整しても，生存日数が影響を受けることはありませんでした。これらの結果から，鎮静は集団としての生命予後に（平均値として）有意な影響を与えないと考えられます。

　これまでも多くの医療者が「鎮静は予後を縮めるのではないか」という疑問をもち，観察，研究が重ねられてきました。最近では日本で行われた2,000名以上の患者を対象としたコホート研究の再解析でも，鎮静が生命予後の短縮をもたらさないことが示されました[1]。

　この知見は，鎮静について家族へ説明する時にも重要なポイントとなります。一般市民にとっては鎮静と安楽死は近いものとして認識されています。「薬を使って眠らせる＝寿命を縮める」と感じる家族も当然いるでしょう。「あの時，薬を使わなかったらもう少し長く生きられたのではないか」などと家族が後悔しないよう，鎮静を行うことで寿命が縮まることはないと，はっきりと自信をもって伝えることが重要です。

1) Maeda I, Morita T, Yamaguchi T, et al. Lancet Oncol. 2016;17:115-22.

鎮静は苦痛をほぼ確実に緩和し，死亡に至る合併症はまれである

　鎮静を行うことは"平均して"生命予後には影響しないということが，これまでの研究結果から明らかになっています。では，「これから鎮静を開始しようとする目の前の患者に全く何の問題も生じないか」というと，これはまた別の問題になります。

　鎮静の効果と安全性について系統的にまとめられた数少ない研究として，国内の21施設で行われた観察研究を紹介します。この研究の結果は，ミダゾラム（ドルミカム®）を用いた鎮静は80〜90％程度で有効で，4％前後で死亡に至る合併症を生じたというものでした。

対象 国内21施設で鎮静を受けた患者102名

方法 コホート研究

結果 鎮静開始から4時間後に呼吸困難，せん妄，疼痛，嘔気・嘔吐といった苦痛症状はほとんど緩和されました。
呼吸や循環の抑制といった重篤な合併症は約22％に観察され，呼吸停止・心停止で死亡に至った症例は3.9％でした。

▼鎮静の効果（強い症状の患者の頻度）

症状	鎮静前	4時間後	24時間後
呼吸困難	39%	8%	2%
せん妄	36%	7%	6%
疼痛	18%	2%	1%
嘔気・嘔吐	2%	0%	0%

苦痛は数時間後にほとんどなくなっています

▼鎮静の副作用

副作用	出現率	95% 信頼区間
死亡に至った合併症		
呼吸停止・心停止	3.9%	2〜10
死亡に至らなかった合併症		
呼吸・循環抑制	18%	11〜26
誤嚥性肺炎	2.0%	1〜7
奇異性反応	2.9%	1〜8

呼吸停止・心停止を生じる95%信頼区間が2〜10%ですから、この程度の合併症が生じる可能性はあらかじめ念頭においておくべきでしょう

level B　Morita T, Chinone Y, Ikenaga M, et al. J Pain Symptom Manage. 2005;30:320-8.

まとめ

「鎮静による合併症で死亡に至った」と医師が判断する事例は、4%前後の頻度で存在することがわかりました。鎮静の適応となる患者は、死が差し迫っている全身状態の悪い患者が対象です。ですから、本当に鎮静薬の影響で死亡に至ったのか、鎮静薬を投与しなかったらその時点では死亡に至らなかったのか、本当のところは区別できません。鎮静をしなくても病状が急激に変化したのかもしれません。確実なのは、鎮静を開始してから予測しなかった呼吸や循環の悪化が生じ、死亡に至った症例が約4%は存在したという事実です。この程度の合併症が生じる可能性はあると念頭においておくことは必要です。

この数値を大きいとみるか否かですが、患者が死亡直前の時期であって、他の方法で緩和できない苦痛が生じている状態であることを考えると、3.9%の死亡は十分に（許容できる程度に）小さいのではないかと考えると思います。

以上のことから、鎮静によって合併症が生じる可能性はあるものの、生命が短縮する可能性は一般的に少ないことは、言葉にして伝えてよいと考えます。

鎮静を受けた患者の家族がつらいのは「話ができなくなること」

鎮静を受けている間，患者には苦痛はないと考えられていますが，それをみている家族はどのような体験をしているのでしょう。鎮静を受けた患者の家族がどのような体験をしていたか，どのような体験が家族のつらさを増す要因となったかを調べた遺族調査の結果は，家族のケアを考える上で重要なものです。

対象 日本の7つの緩和ケア病棟で鎮静を受けたがん患者の遺族 185 名
方法 質問紙調査
結果 下記の図表を参照

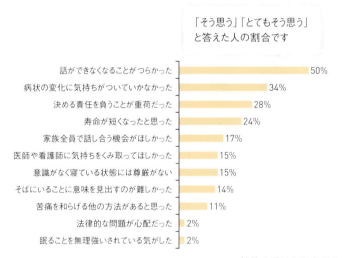

▲鎮静を受けた患者の家族の気持ち

鎮静を受けた患者をみていて，どんな気持ちになりましたか？

▼鎮静を受けた患者の家族のつらさと，ケアへの満足度に関係した要因

	満足	つらさ
苦痛が緩和されなかった	-0.38	0.26
説明頻度が不十分だった	-0.58	
寿命が短くなったと思った	-0.22	
緩和する他の方法があると思った	-0.23	
決める責任を負うことが重荷だった		0.16
気持ちをくみ取ってもらえなかった		0.25
気持ちがついていかなかった		0.19

数値がプラス（＋）方向に大きいほど，つらさが増します。最もつらさが大きいのは患者の「苦痛が緩和されなかった」場合です

数値がマイナス（－）方向に大きいほど満足度が下がります。例えば「寿命が短くなったと思った」場合に，満足度が低くなります

level B

Morita T, Ikenaga M, Adachi I, et al. J Pain Symptom Manage. 2004; 28:557-65.

まとめ

　この研究の結果では，次のことが重要です。

　鎮静すると決めたら，きちんと症状が取れるまで何回も何回も患者の状態をみて鎮静薬を増量すること。中途半端に効いたか効いていないのかわからない状態で何時間もたってから，結局苦しいまま亡くなったということのないように。

　次に，鎮静で生命予後が短くなるわけではないことをきちんと説明すること。例えば「麻酔薬を使う，使わないにかかわらず，酸素が足りなくて息ができない状態ですから，命が短くなることはありません」としっかり話すこと。

　そして，家族の揺れる気持ちに一緒に寄り添うこと。鎮静によって患者の苦痛が取れても，家族は「話ができなくなることのつらさ」「病状の変化に気持ちがついていかないつらさ」など様々なつらさを経験しています。その気持ちに寄り添って，十分にコミュニケーションをとるようにします。

鎮静の時のワンポイントケア

根拠を踏まえたルール

　これまでにみてきた研究の結果から，鎮静を行う時に求められる患者・家族への望ましいケアについてまとめます。

鎮静が考慮される時

- 主要な家族全員を集めて意見を聞きます。
- 決断を全て家族にゆだねるのではなく，患者にとって一番よいと思われる方法を医療者が一緒に考えること，意思決定には医療者が責任を共有することを伝えます。

　　ご家族に決めて下さいというのではありません。
　　ご本人（患者さん）だったら，何を希望すると思われますか？

- 鎮静によって生命予後が短くなる可能性はほとんどないことを説明します。
- 他の方法を十分に検討したが，他に有効な手段がないことを伝えます。

鎮静を開始する時

- 鎮静を始める前に，家族が患者に話しかける機会をもちます。
- 家族が不安や疑問に思っていることはないか，再度確認します。

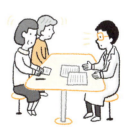

鎮静を開始した後

- 迅速に苦痛が取れるように観察し，適宜薬剤を増量します（苦しいままにしないように，分，時間の単位で調節します）。
- 家族が患者のためにできることを伝えます（そばにいる，手足に触れる，好きだった音楽を流す，など）。
- 鎮静を開始した後も，鎮静を軽くするなどの検討ができることを伝えます。

5 終末期の意思決定とアドバンスケアプランニング

終末期の話し合いは患者のQOLに強く影響する

　終末期の話し合い（アドバンスケアプランニング）は，患者や家族にどのような影響を与えるのでしょうか。

　終末期の話し合いをすることと終末期のケア（延命治療の有無，ホスピスの利用）の関係，さらに患者が受けた終末期のケアとQOLの関係について調べた米国の有名な研究があります。この研究では，終末期の話し合いをした方が患者のQOLがよく，家族のうつが少ないと報告され，注目を集めました。

対象 進行がん患者332人とその家族

方法 コホート研究
観察期間中に患者が受けた治療内容，精神状態を記録しておきました。患者の死後，家族へのインタビューで家族からみた患者の終末期のQOLを評価してもらい，同時に家族のうつ病，悲嘆を評価しました。

結果 終末期の話し合いをしたことと，患者のうつ病や不安とは関係がありませんでした。終末期の話し合いができていた患者は，延命治療が少なく，ホスピスの利用日数が長くなりました。
延命治療が多いと患者のQOLは低く，遺族のうつ病が多くなりました。

▼終末期の話し合いをすることと，死亡前1週間に受けた治療

死亡前1週間に受けた治療	終末期の話し合い	
	あり (%)	なし (%)
ICUへの入室	4.1	12
人工呼吸器装着	1.6	11
心肺蘇生	0.8	6.7
化学療法	4.1	6.7
1週間以上のホスピス利用	66	45

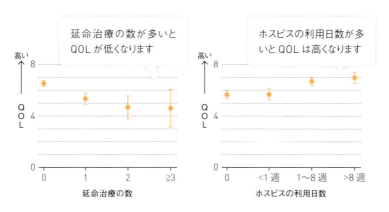

▲ 患者が受けた延命治療・終末期ケアと，患者の QOL の関係
※延命治療の数は，死亡前 1 週間に行われた「人工呼吸器装着」「心肺蘇生」「化学療法」「経管栄養」の合計を示す

ここでの QOL は，遺族に「家族からみて，患者の最期の 1 週間の全体的な QOL はどのくらいだったと思うか?」を 0 から 10 の数字で評価してもらったものです

Wright AA. Zhang B, Ray A, et al. JAMA. 2008;300:1665-73.

まとめ

終末期の話し合いをすることは，患者の希望を失わせ，精神状態に悪影響を与えるのではないか？ これは，医療者が終末期の話し合いを躊躇する大きな理由の 1 つです。この研究は，終末期の話し合いをすること自体は，患者の抑うつや不安の悪化に関与しないことを示しました。しかも終末期の話し合いができていた方が，患者・家族両方の QOL がよいというインパクトのある結果でした。

ただし，この研究でのQOLは家族からみた患者の最期の過ごし方の全般的な評価であり，患者が「心から満足していた」「納得していた」「これでよかったと思っていた」といった包括的なQOLではありません。示されているのは，「患者が実際にどう感じていたかはわからないけれど，家族からみると亡くなる前の苦痛も少なく，家族との時間をもつことができてよかった」という評価です。

　この結果だけをみると，「それなら積極的に終末期の話し合いをすればいいのでは？」と考えたくなります。しかし，はたして同じことが日本人にも当てはまるでしょうか？　欧米とは違い，日本は家族中心の文化，「察する」「慮る」といった非言語的なコミュニケーションが好まれてきた国です。日本人に合った終末期の話し合いの進め方は，これからエビデンスの蓄積が求められる分野といえるでしょう。現在，日本でも終末期の話し合いについての知見が得られつつあります。今後10年で「エビデンス」が固まってくると思われます。

　今のところは，「終末期の話し合いをすることには，このようなメリットがあるようだ」と知っておくことで，医療者側の終末期の話し合いに対するハードルが少し下がるのではないかと思います。

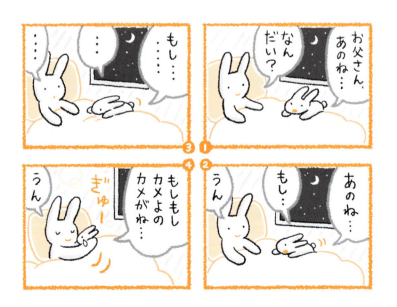

病院死やICUでの死亡の場合，遺族の苦痛は強くなる

　終末期の話し合いでは，「どのような医療を受けたいか」だけでなく，「どこで最期を迎えたいか」も重要な事柄となります。

　死亡場所が遺族の健康へ及ぼす影響を明らかにした米国の研究結果は，「病院やICUでの死は，遺族の精神的健康を損ねる」というものでした。

対象 ▶ 進行がん患者342名とその家族

方法 ▶ コホート研究
患者の死後，家族にインタビュー調査を行い，家族からみた患者の終末期のQOL，身体的・精神的苦痛の程度を0～10の得点で評価してもらいました。同時に家族の精神状態を評価し，患者の死亡場所との関係を調べました。

結果 ▶ 病院やICUで死亡した患者では，在宅で過ごしていた患者に比べて身体的・精神的苦痛が強く，QOLが低いことがわかりました。
病院死では遺族の悲嘆が強くなり，ICUでの死亡は遺族のPTSD（心的外傷後ストレス障害）が多くなることが示されました。

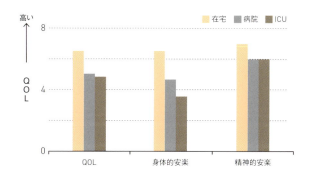

▲死亡場所による患者のQOL，身体的安楽，精神的安楽の違い
（Wright AA, et al. 2010. より改変）

▼患者の死亡場所と、遺族の精神的健康の関連

	病院 (オッズ比)	ICU (オッズ比)	在宅
悲嘆（患者の死後6か月以上続く悲嘆）	8.8		1.0
PTSD		5.0	1.0

> 在宅に比べて病院死では、悲嘆が長引くことが8.8倍増えます

> 在宅に比べてICUでは、遺族のPTSDが5倍増加します

 level B　Wright AA, Keating NL, Balboni TA, et al. J Clin Oncol 2010; 28: 4457-64.

まとめ

　患者が最期を過ごす場所は、患者のQOLのみならず家族のその後の精神状態にも大きな影響を及ぼすことがわかりました。終末期の話し合いにおいて、どのような医療を受けたいかだけでなく、どこで過ごしたいかも重要な問題であるとわかります。

患者の死亡場所で最もQOLが高いのは自宅である

最期の時を，家族と過ごしてきた，慣れていて楽しみのある自宅で過ごすか，周りは知らない人ばかりで夜も1人になってしまうICUで過ごすかは，「痛みを和らげる」「抑うつを治療する」という症状の治療そのものよりも，ずっと患者のQOLに「差」を生じるようです。

日本で行われた，死亡場所による患者のQOLの差を明らかにした大規模な研究の結果は，「死亡場所で最もQOLが高いのは自宅である」というものでした。

対象 がん患者の遺族 2,247名

方法 地域介入研究の結果を再度解析しました。

結果 患者の過ごす場所別にQOLをみた場合，自宅でのQOLがほとんどの点で評価が高いという結果になりました。

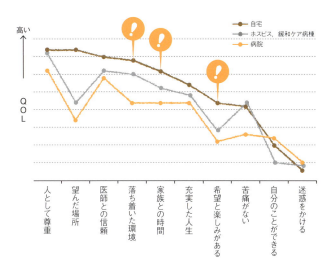

▲「死亡場所」によるQOLの違い

> QOL の尺度は GDI (good death inventory) といって，遺族の評価による終末期がん患者の QOL 評価尺度を用いています．GDI は日本で開発された尺度で，多くの人が共通して終末期に望む 10 の概念について，1〜7 点で遺族が評価するものです

level B　Kinoshita H, Maeda I, Morita T, et al. J CLin Oncol. 2015; 33 : 357-63.

まとめ

　自宅は他の場所と比べていろいろな点で評価が高いのですが，特に，家族と過ごせる，楽しみがある，環境が落ち着いている，といった点が緩和ケア病棟などよりも（当たり前ですが）ずっといいことがわかります．孫がいる，自分のお気に入りのお酒とおつまみがある，犬の様子をみることができる，タバコが吸える…そういう1つひとつの何気ない「日常」が，人間の楽しみや生きている意味をつくっていると思います．

　緩和ケアといった場合に症状の緩和がまず頭に思い浮かびますが（それはそれでいいのですが），終末期にどのように過ごすか，どこで過ごすか（患者の過ごす場所，place of care and place of death という医学用語があります）について話すことも，とても重要な患者のアウトカムであることを強く意識させられます．

終末期の意思決定に使える キーフレーズ

きっかけは医療者から

誰でも「最期はどこで過ごすか」「化学療法が効かなくなったらどうするか」などの話を面と向かってするのは，嫌なものです．しかし患者の多くが「自分にはわからないので，医療者から話題を切り出してほしい」と言います．確かに患者には「今がこの時期！」とはわからないので，こちらから切り出す必要があります．

● **本当は話したくないことを話題にするための技術**

医師が一気にいろいろなことを説明するという場面もあるでしょうし，看護師からあたりを付けて少しずつ説明を試みる場面もあると思います．どの場面でも使えるのが，「もし…（if statement）」と，「あなたにということでなくて，一般的なこととして聞いて下さいね（一般化）」という切り出し方です．

● **if statement**

if statement は hypothetic question といわれるもので，（今のことじゃないんだけど）「もし，将来…になったら」という質問をすることです．

もし，通院ができなくなったら…？

もし，抗がん剤の効果があまりなくなったら…？

療養場所のことを相談する時や化学療法の中断については，このような言い方がしっくりきます．

● 一般化

あなたにということでなく，一般的なこととして聞いて下さいね

あなたがまさにこの時期というわけではないんだけれど，皆さんに聞いているんですよ，というメッセージを伝えることで侵襲性を少し下げます。

抗がん剤治療が2種類目になった方には皆さんに一応伺っているのですが，もし…

このような聞き方をすることで，患者は決定的な感じとしてではなく受け取ることができます。

{ どう話すかよりも，その後のフォロー }

以上のような技術はある程度有効ですが，結局は，「悪い知らせはどう伝えられても悪い知らせ」という認識も重要です。言い方をいくら工夫したところで悪い知らせが良い知らせになることはありません。要は，その後のフォローです。

悲しい時は悲しみをちゃんと受け止める，人は強いことを信じてしばらく待つ，そうすると大抵の人はちゃんと自分で進むべき道を見つけます。

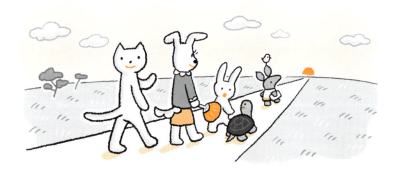

おわりに

　エビデンスというとちょっと難しい感じがしますが，私はこんなふうに考えるようにしています。

　私が緩和ケアを学び始めた時，「こんな時，どうするのがいいんだろう」「この治療法でよかったんだろうか」「他に何かよい方法はないのか」と悩むことが本当にたくさんありました。「緩和ケアにも論文や研究がある」と知ったのは，聖隷三方原病院ホスピス科で研修を始めてからでしたが，何となくよいのだろうと思っていた治療に裏付けがあったのだと知った時，より自信をもって患者さんに向き合えるようになりました。

　緩和ケア医となって，ホスピスや緩和ケアチームで診療するようになり，自ずと多くの患者さんをお見送りすることになりました。その時その時でこれが一番よいと思われる方法をとったつもり，でもお見送りした後はいつも「これでよかったんだろうか」「もっと何か他にできることはなかっただろうか」という思いは，やはり消えません。そんな思いから私は，自分が関わった症例は必ずしっかりと振り返り，少なくとも1つは『この患者さんから教えていただいたこと』として学びを得て積み重ねていくこと，もし同じような患者さんにもう一度出会った時には，その経験を踏まえて治療やケアを考えること，を常に意識してきました。そして，エビデンスはまさに『患者さんから教えていただくこと』なのだと思います。

　エビデンスのもとになっている研究は，多くの患者さんたちの協力によるものです。研究によって得られたエビデンスは，直接は会うことのできない多くの患者さんの経験そのものであり，これが私たちの「こんな時どうすれば…」という問いにヒントをくれる，そして時には「これでいいんだ」と背中を押してくれるのです。そう考えると，日常の何気ないケア1つにも，自信がもてるような気がします。

　この本が，日々患者さんの一番近くで，寄り添い，心を尽くしている看護師の皆さんの，看護の力を磨く1つの助けになりますように。

聖隷三方原病院 緩和ケアチーム
白土明美

索引

欧文

A, C, D
ADL, がん患者の　110
CTCAE (common terminology criteria for adverse events)　51
dignity therapy　**101**, 103, 107

E, F
effect size　23
empiric antiemetic therapy　45
ESAS (Edmonton symptom assessment system)　**63**, 65
etiology-based antiemetic therapy　45
FACIT-F (functional assessment of chronic illness therapy-fatigue)　**61**, 65

G
GDI (good death inventory)　178
good death　72, 74, 76〜80, 98

H, I
Hope for the best, and prepare for the worst　86
ICUでの死亡　175
if statement　87, 90, **179**

M
MCID (minimal clinically important difference)　36
MSツワイスロン®　4

N
NNT (number needed to treat)　**29**, 56

normalize dying process　131
NRS (numerical rating scale)　27
NSAIDs　20, 25

P
PCA (patient controlled analgesia)　14
place of care and place of death　178
PPI (palliative prognostic index)　113
　——の得点の解釈　115
PPS (palliative performance scale)　113, **114**

Q, R
QOL (quality of life)　72
　——, 死亡場所　177
　——, 終末期　92
　——の個別性　81
ROO (rapid onset opioid)　17

S, T, V
spiritual well-being　99, 102
trade-off　**82**, 144
VAS (visual analog scale)　22, 33, 35

和文

あ
アカシジア　48, 50
アセトアミノフェン　22, 70
　——使用量　25
　——の内服薬の形態　26
アセリオ®　25
アドバンスケアプランニング　172

索引

「あの世を見た」体験　150
アブストラル®　17
　——, 薬価　17, 18
アンヒバ®坐薬　25
アンペック®坐薬　7
安楽死　162, **163**

い

イーフェン®バッカル　17
　——, 薬価　17
胃管　58
　——挿入中の飲水・摂食　59
　——挿入中の嘔吐　60
息苦しさへのケア　42
生きている意味・価値　96
意思決定, 終末期　172, 179
遺族の苦痛　175
一次的鎮静　162
一般化　180
一般的な希望　85
イベント前パルス療法, ステロイド　67
医療者の直感, 終末期　116, **121**

え

エネルギー温存療法　64
延命治療　172

お

嘔気　45, 51, 53, 58
嘔吐　51, 53, 58
オキシコドン　6, 22
オキシコドン徐放剤　6, 11
オキシコンチン®　4, 49, 70
オキノーム®　6, 11, 70
　——, 薬価　18
オクトレオチド　51

落ち着かなさ, アカシジア　50
落ち着かなさ, 終末期　116, **120**
オピオイド　2, 8, 22, 23, 27, 33, 70
　——の使い分け　6
　——の導入　4, 50
　——の投与経路　21
　——の副作用対策　19
　——の変更　21
　——への抵抗感　2
オプソ®, 薬価　18
お迎え現象　150
オランザピン　21, 49

か

カイトリル®　45
顔に風を当てる, 呼吸困難の緩和
　　　　　　　　40, 42
下顎呼吸　116, **118**, 122
　——の説明　132
過活動型のせん妄　135, 140
ガバペン®　27
ガバペンチン　27
カリフォルニアから来た娘症候群　128
カロナール®　26
がん患者のADL　110
関係性喪失　100
肝転移　60
がんによる神経障害性疼痛　27
肝不全, せん妄　136

き

キシロカイン®　32
　——中毒　32
「希望」とは何か　85
「希望」と「理解のなさ」　86
希望を支える　90

希望をもちながら心の準備をする　88
胸水, 終末期　153
「今日は大丈夫か」　122

く

グッドデス (good death)
　　　　72, 74, 76〜80, 98

け

経鼻胃管　58
ケタミン　29
ケタラール®　29, 31, 32
　――による幻覚　32
血圧の変化, 死亡前　125
倦怠感　61, 63
　――, ステロイドによる改善　65, 67
　――を生じる薬剤　69

こ

高カルシウム血症　20, 60
硬膜下血腫　20
呼吸困難　33, 40, 42
呼吸数の変化, 死亡前　125
「心残りがない」　77
骨転移　15, 21
個別化, ケア　83

さ

「最期に声をかけて下さいますか」　133
サインバルタ®　31
酸素の吹き流し　43
酸素飽和度の変化, 死亡前　125
酸素療法　42
サンドスタチン®　51
　――の投与方法　54
　――のやめ時　55

し

死が迫っていることを示す兆候
　　　　116, 118, 122
時間性喪失　100
支持的精神療法　107
自責感, 家族の　159
死前喘鳴　116, **119**, 122
持続痛　9
「してあげている」感　95
「してもらっている」感　95
死のノーマリゼーション　131
ジプレキサ®　21, 49, 70
　――の副作用　49
「自分が死んでも, 自分が残っていくこと」
　　　　101, 103
死亡確認　131
死亡前後の説明　132
死亡場所, QOLの差　175, 177
死亡までのADLの変化　110
宗教的ケア　97, 108
終末期せん妄　119, **134**, 136, 138,
　140, 148
　――からの回復　136
　――のケア　138, 143, 146, 148
終末期の意思決定　172, 179
終末期の話し合い　172
終末期の輸液　153, 155, 157, 159
宿便, 終末期　138
消化管閉塞　45, 47, 51, 53, 56
自律性喪失　100
呻吟の説明　132
神経障害性疼痛　27
神経ブロック　21, 70
信仰　98

索引

す

ステップアップ式投与法，ステロイド 68
ステロイド 50, 56, 65, 67
　──, 倦怠感の改善 65, 67
　──, 効果の持続期間 66
　──, 消化管閉塞 56
　──の副作用 68
スピリチュアル 96, 105, 107
スピリチュアルケア 96, 99, 101, 107
スピリチュアルペイン 105, 107

せ

静座不能症 50
精神賦活薬 61
制吐剤の種類 45
制吐治療の方針 45
世代継承性 102, 103
セデーション 38, **162**
セレネース® 45
せん妄 119, 134, 136, 138, 140, 148
　──, 過活動型 135, 140
　──, 終末期 119, **134**, 138
　──, 低活動型 135, 140
　──の悪化を防ぐケア 138
　──の原因 136
　──の原因の説明 149
　──の診断 134
　──の定義 135
　──の「何がつらいか」 140
　──をきたす薬剤 137

そ

早期死亡前兆候 123

た

体温の変化, 死亡前 125
体力の温存 44
脱水, 終末期 136, 153, 156, 159
「他人に弱った姿を見せたくない」 76
短期回想法 99, 104, 107

ち

チアノーゼ 116, **120**, 123
チェーンストークス呼吸 116, **118**
腸蠕動の亢進 47
鎮静 38, **162**
　──, 家族の気持ち 169
　──, 生命予後 165, 168, 170
　──と安楽死の違い 162
　──による合併症 167
　──の医学的適応 163
　──の「意図」 164
　──の効果 167
　──の説明 171
　──の定義 162
　──の時のケア 171
　──の副作用 168
鎮痛補助薬 27
　──の使い方 31

つ

つじつまの合わない話 143, 146, 148
「伝えたいことが伝えられる」 **80**, 82

て

低活動型のせん妄 135, 140
低酸素血症 39, 121
　──, せん妄 136
デカドロン® 65
デキサメタゾン 56, 65

「できる限りの治療を受けられる」 79
デパス® 70
点滴ルート, 終末期 138
電話モニタリング, 看護師による 63

と
特定の希望 85
「どこで最期を迎えたいか」 175
突出痛 **8**, 13
　―, ケア 15
ドパミン受容体拮抗薬 50
トラベルミン® 45, 48, 50, 70
トラマール® 7
トラマドール 7
トラムセット® 7
トリプタノール® 31
ドルミカム® 163, 167
トレードオフ **82**, 144

な
「何もすることがない」 88
「何を大事にしていますか?」 81

に
二次的鎮静 162
虹の橋 152
日本人にとっての good death
　　74, 76〜80, 98
日本人にとってのスピリチュアルケア
　　96, 107
尿閉, 終末期 138

ね
眠気と痛みのバランス 9, 19
眠気を生じる薬剤 69

の
脳転移 20, 60
ノーシン® 26
望ましい最期 (good death) 72, 74,
　76〜80, 98
ノバミン® 19, 45, 47, 48, 50, 70

は
バイタルサイン測定の意味, 死亡前
　　126
バイタルサインの変化, 死亡前 124
発熱, 終末期 138
バルビツール製剤 163
ハロペリドール 46
晩期死亡前兆候 123

ひ
皮下輸液 138, **161**
否認 87
病院死 175
「病気や死を意識しないで過ごせる」
　　78
標準偏差 35

ふ
フェンタニル口腔粘膜吸収剤 14, **17**
フェンタニル貼付剤 6
フェントス® テープ 7
不穏 135, 140
腹水, 終末期 153
浮腫, 終末期 153
ブスコパン® 45, 51, 55
負担感 92, 95
「負担感」と「迷惑」 92
プリンペラン® 45, 47, 50
プロクロルペラジン 19

索引

へ
ベタメタゾン　57, 65

ほ
放射線治療　21
ポララミン®　45, 47, 48

ま
麻薬中毒　3, 5

み
ミダゾラム　163, 165, 167
看取りのケア　130
看取りのパンフレット　127
身の置き所のなさ　116, 120
脈拍数の変化, 死亡前　125
ミルタザピン　21
ミロガバリン　28

め
「迷惑をかけてつらい」　92
メタ分析　56
メチルフェニデート　61
メトクロプラミド　46

も
モルヒネ　2, 6
　——, 呼吸抑制　37
　——が有効な病態　39
　——の安全性　37
　——の効果, 呼吸困難に対する　37
　——の投与量, 呼吸困難に対する　33, 38

ゆ
輸液, 終末期　153, 155, 157, 159
輸液の「意味」　157

よ
予後の伝え方　83
予後予測スケール　113
4点杖　16

ら
ライフレビュー　99, 104, 107

り
リクライニング車椅子　16
リタリン®　61, 63
リフレックス®　21, 49
リボトリール®　70
リリカ®　27, 31, 70
リンデロン®　50, 57, 65

れ
レスキュー　8
　——のタイミング　13
　——の投与回数　12
　——の投与間隔　12
　——の投与量　10, 11, 18

ろ
ロキソニン®　70